BIN ICH GUT GENUG?

Selbstwertgefühl stärken
mit der Inside-Out Methode

Gavin Sexton
Gründer der Selfworth Academy

Für Fragen und Anregungen
info@avocado-verlag.de

Klimaneutral
Druckprodukt
ClimatePartner.com/18373-2201-1001

Bibliografische Information der Deutschen Nationalbibliothek:
Die Deutsche Nationalbibliothek verzeichnet diese Publikation in der Deutschen Nationalbibliografie; detaillierte bibliografische Daten sind im Internet über http://dnb.dnb.de abrufbar.
Originalauflage, 1. Auflage 2022

978-3-9824290-4-5

avocado
verlag

Inhaltsverzeichnis

Widmung 11

Einführung 12

Anleitung zum Lesen dieses Buches 13

Die Inside-Out-Methode und mein Versprechen an dich 15

Was ist eigentlich gerade dein wirkliches Problem? 18

Was ist eigentlich Selbstwertgefühl? 21

Der Junge am Rande der Gesellschaft – und wie du dein Selbstwertgefühl in nur 6 Wochen transformierst 26

Das Inside-Out-Understanding 35

Der „Stoff", aus dem deine Erfahrung gemacht ist 37

Was ist eigentlich noch alles „ausgedacht"? 46

Die größte Illusion, unter der du leidest 49

Dein Selbstbild 51

Wie du dein negatives, limitierendes Selbstbild auflöst 52

Abschließende Worte zum Inside-Out-Understanding und Gedanken 59

Umgang mit Gedanken und Bewusstsein 64

Bewusstsein und der Selbstwert 74

Also jetzt einfach nicht mehr über mich selbst nachdenken? 77

Der Dualismus des Lebens 84

Klartext: Wie werde ich zu einer glücklichen, erfüllten Person? 86

Gefühl folgt Gedanke 88

Unsere Gefühle als Warnsystem 90

Häufiger Fehler: Die Gedankenpolizei 94

Dissoziation vom eigenen Denken 100

Das große „Gedankenexperiment“ 103

Das dritte Prinzip: Mind 110

Erkenntnisse gewinnen und immer mehr verstehen – so geht's 118

Der Bewusstseinsaufzug 119

Wie bekomme ich einen hohen Bewusstseinszustand? 132

Wie es funktioniert – und wie es nicht funktioniert 142

Wie es nicht funktioniert 142

Wie es funktioniert und was du jetzt tun kannst 147

Was du außerdem noch tun kannst 151

Typische Blockaden, die nachhaltige Entwicklung verhindern 152

Epilog 157

Haftungsausschluss

Alle Ratschläge in diesem Buch wurden vom Autor und vom Verlag sorgfältig erwogen und geprüft. Eine Garantie kann dennoch nicht übernommen werden. Eine Haftung des Autors beziehungsweise des Verlags für jegliche Personen-, Sach- und Vermögensschäden ist daher ausgeschlossen.

Für die Inhalte von den in diesem Buch abgedruckten Internetseiten sind ausschließlich die Betreiber der jeweiligen Internetseiten verantwortlich. Verlag und Autor haben keinen Einfluss auf Gestaltung und Inhalte fremder Internetseiten. Verlag und Autor distanzieren sich daher von allen fremden Inhalten. Zum Zeitpunkt der Verwendung waren keinerlei illegalen Inhalte auf den Webseiten vorhanden.

WIDMUNG

Ich möchte dieses Buch meiner Partnerin Lotte widmen, die so viel Liebe in sich trägt, wie ich es selten in einem Menschen gesehen habe. Du unterstützt mich und nimmst mich bedingungslos – so, wie ich bin. Ich bewundere dich tief dafür und kann hier Tag für Tag noch von dir lernen.

Ich danke dir von ganzem Herzen für deine Unterstützung, die es mir überhaupt erst ermöglicht hat, die Zeit und Energie zum Schreiben dieses Buches zu finden. Du bist der wichtigste Mensch in meinem Leben.

EINFÜHRUNG

Wie wäre es, wenn dieser Augenblick, als du gerade dieses Buch in die Hand genommen hast, eine signifikante Zeitenwende in deinem Leben dargestellt hätte. So ein Moment, der dein Leben in ein klares „Davor" und „Danach" aufteilt. Ich halte es für möglich – und sogar für recht wahrscheinlich – dass du in einigen Jahren auf genau diesen Augenblick jetzt zurückschauen wirst und dir denken wirst: „Das war der Tag, an dem mein Leben eine völlig neue Qualität gewonnen hat!" Ich finde es spannend und aufregend, dass du jetzt hier bist und drauf und dran bist, dich selbst auf eine völlig neue Art und Weise kennenzulernen und über die nächsten Wochen tolle Entwicklungsschritte zu erreichen. Entwicklungsschritte hin zu einem starken, strahlenden Selbstwertgefühl, einem tollen Selbstbewusstsein und einem klar fühlbaren inneren Frieden.

Wenn ich doch nur früher gewusst hätte, wie einfach es ist, inneren Frieden zu spüren. Mit sich selbst im Reinen zu sein. Ein schönes, starkes, stabiles und tief verwurzeltes Selbstwertgefühl zu haben. Es hätte mir viel Leid in meinem Leben erspart. Viel Leid in meiner Jugend. Viel Leid in meinem jungen Erwachsenenalter. Doch vermutlich war es genau jenes Leid, welches mich hierhergebracht hat. Hierher, wo ich an meinem Laptop sitze und dieses Buch für dich schreibe. Dein Leid hat dich auch an einen Ort gebracht. Und zwar an den Ort, an dem du jetzt dieses Buch in den Händen hältst und – ob du es bereits weißt oder nicht – eine unglaublich schöne Reise vor dir hast. So haben mein Leid und dein Leid uns auf eine gewisse Art und Weise zusammengeführt. Ich lade dich dazu ein, dein Leid von hier an als einen Teil deiner Vergangenheit zu betrachten. Denn genau wie ich es einst tat, wirst auch du auf den nächsten Seiten lernen, wie du genau das findest, was du suchst. Selbstbewusstsein, Selbstwertgefühl, Selbstliebe, Selbstakzeptanz – nenn es, wie du willst – du wirst es hier finden. Nicht mit Kampf, nicht mit eiserner Disziplin, nicht mit Meditation, nicht mit dem Verlassen deiner eigenen Komfortzone, nicht durch das erfolgreiche Meistern schwieriger Herausforderungen, nicht durch das Heilen vergangener Erlebnisse oder Kindheitserfahrungen. Du wirst finden, was du suchst – mit Leichtigkeit und ohne disziplinierten Aktionismus deinerseits. Und du wirst es an dem Ort finden, wo es schon immer für dich fein säuberlich verpackt und abrufbereit war – in dir selbst.

ANLEITUNG ZUM LESEN DIESES BUCHES

Es ist nicht so lange her, da war ich mit meiner Tochter und meiner Partnerin unterwegs zu einem buddhistischen Tempel, weit oben auf einem Hügel im Norden Thailands. Die Treppenstufen hin zum Tempel zogen sich weit hinauf und ich machte mich auf einen langen Spaziergang gefasst (mit meiner Tochter auf den Bauch gespannt). Irgendwo auf dieser Treppe verlangsamte sich mein Verstand. Meine Gedankengänge wurden langsamer und weniger. Meine Gedanken wurden ruhiger. Und ich begann, sie plötzlich wie spielerisch zu beobachten, ohne in ihnen gefangen zu sein. Gemeinsam mit diesem ruhigen, entspannten Geist kam ein bemerkenswertes Gefühl. Es war ein absolutes Wohlgefühl. Innere Ruhe. Ein Gefühl von absoluter innerer Klarheit. Ein Gefühl, „immer zu wissen, was zu tun ist". Es war exakt jenes Gefühl, das zum Vorschein kommt, wenn sich unser Geist – unser Verstand – beruhigt und wir anfangen, mehr im Moment zu leben.

Und während ich die Treppe hinaufstieg, gemeinsam mit meiner Tochter und diesem schönen Gefühl im Gepäck, wurde mir eine Sache klar: Dieses Gefühl ist die Antwort. Dieses Gefühl ist der Ort, wo ich meine Klarheit finde. Dieses Gefühl ist der Ort, wo ich mein Selbstwertgefühl finde. Dieses Gefühl ist der Ort, wo ich meine Lebenszufriedenheit finde. Und dieses Gefühl ist der Ort, an dem ich wie spielerisch mit Leichtigkeit erfahre, was ich in diesem Leben tun darf, um meinen inneren Frieden zu erleben.

Wieso erzähle ich dir das? Lass es mich erklären: Die meisten Menschen sind es gewohnt, Bücher als Nahrung für ihren Verstand zu verstehen. Sie lesen ein Buch, um neue Informationen zu gewinnen. Sie lesen ein Buch, um den Verstand anzuregen. Sie lesen ein Buch, um Zusammenhänge zu begreifen. Sie lesen ein Buch, um klare Handlungsimplikationen zu bekommen. Daran ist auch nichts verkehrt. Denn die meisten Sachbücher und Ratgeber sind auch genauso geschrieben. Dieses hier allerdings nicht. Dieses Buch hier ist geschrieben, um dir die Türe zu neuen Gefühlen zu zeigen, die bereits in dir sind. Ich rede hier von Gefühlen wie tiefgreifender Erfüllung, einem unumstößlichen Selbstwertgefühl, wohlig warmer Selbstliebe und absolutem inneren Frieden. Diese Gefühle erscheinen, wenn du loslässt und aus deiner „Verkopftheit" ausbrichst. Deshalb: Erlaube dir, durch dieses Buch zu fließen, ohne zu sehr mit dem Verstand zu arbeiten. Entspanne dich in dieses Buch hinein. Versuche nicht, Dinge zu begreifen, damit dein Verstand beruhigt ist. Wahre deine entspannte, offene Haltung und achte auf dein Gefühl. Die Veränderung, die du dir wünscht, wird sich dann ganz von selbst einstellen. Ohne Kraftakt. Ohne den Verstand. Und die Informationen, die dein Verstand benötigt, werden dann als frisches Denken aus dir heraus entstehen – und weniger aus diesen Seiten hier zu entnehmen sein.

DIE INSIDE-OUT-METHODE UND MEIN VERSPRECHEN AN DICH

Ich coache und begleite nun schon lange genug Menschen aus ihren Selbstwertproblemen, um eine Sache verstanden zu haben: Die meisten Menschen suchen sehnsüchtig nach Lösungen für ihre „inneren" Probleme. Die Art von Lösung, nach der sie suchen, sind gewisse Methoden oder Übungen oder Schritt-für-Schritt-Anleitungen. Lass mich dir jedoch eine Sache versprechen: Für deine aktuelle Situation gibt es keine wirkliche Methode, keine Übung und auch keine Schritt-für-Schritt-Anleitung, die dich zu deinem gewünschten Zielzustand bringt. Mein Versprechen an dich ist Folgendes: Wenn du dieses Buch aufmerksam, entspannt und mit einem offenen Geist liest, werden sich deine Themen von allein sukzessiv bessern, abschwächen, oder gar ganz verschwinden. Das heißt konkret: Suche nicht nach Übungen, suche nicht nach Methoden. Suche auch nicht nach klaren Handlungsanweisungen oder Anleitungen für dein Handeln. Lies einfach. Offen. Entspannt. Und aufmerksam. Und du wirst am Ende des Buches einen größeren Sprung in deinem Selbstwertgefühl (und deiner Entwicklung generell) gemacht haben als jemals zuvor.

Wie kann das funktionieren? Wir Menschen sind auf eine sehr entspannte Art und Weise in der Lage, Momente des Erkenntnisgewinns zu haben. Momente, in denen uns eine Sache sehr, sehr klar wird. Momente, in denen uns ein Licht aufgeht und eine kleine Glühbirne über unserem Kopf erscheint. Momente, in denen bei uns etwas einsackt und wir etwas tiefgreifend begreifen. Du kennst solche Augenblicke sicherlich schon aus deinem eigenen Leben, nur hast du sie bisher vielleicht noch nicht bewusst wahrgenommen. Doch bestimmt kennst du es zum Beispiel, wenn du dein Handy oder deinen Schlüssel verlegt hast, aber einfach nicht mehr weißt, wo du ihn hingelegt hast. Nach ewiger Suche kommt dir plötzlich eine Eingebung und du erinnerst dich, wo du den Schlüssel hingelegt hast. In diesem Moment geht dir ein Licht auf, deine Augen werden größer und es ist, als würde ein Ballast von dir abfallen. So ähnlich ist es mit Erkenntnissen. Sie sind wie ein Aha-Moment. Diese Aha-Momente gibt es im Kleinen und im Großen. Es gibt kleinere Erkenntnisse, die wie ein Schluck guten Weines sind. Und es gibt tiefgreifende, größere Erkenntnisse, die dich treffen und vereinnahmen wie ein Eimer Eiswasser bei der Ice-Bucket-Challenge. Wenn wir neue Erkenntnisse über uns selbst und unseren Selbstwert gewinnen, dann verändert sich etwas in uns nachhaltig. Unsere Art, uns selbst und die Welt zu betrachten, verändert sich ab diesem Moment permanent. Unsere Sicht auf uns selbst und auf die Welt dreht sich um ein paar Grad. Alte Gedankenmuster und Glaubenssätze können mit einem Mal abfallen und für immer verschwinden. Alte limitierende Überzeugungen können in Sekunden ihre Kraft verlieren. Und so haben Erkenntnisse die Kraft, große, nachhaltige Veränderung für uns zu schaffen. Die Inside-Out-Methode basiert darauf, dass dir im Laufe dieses Buches immer wieder Lichter aufgehen und du Erkenntnisse gewinnst. Diese Erkenntnisse werden dein Selbstwertgefühl heilen und dich zu deinem tiefen inneren Frieden führen. Es gibt hier für dich im Rahmen der Inside-Out-Methode also nichts zu tun – außer entspannt am Ball zu bleiben und interessiert zu lesen. Den Rest übernehmen diese Seiten und deine Fähigkeit, neue Erkenntnisse zu gewinnen.

By the way: Ich werde mich in diesem Buch wiederholen. Ich werde dir ähnliche Kernaussagen immer mal wieder aus verschiedenen Perspektiven um die Ohren hauen. Und genau das ist gut und wichtig für deinen Prozess. Denn manchmal schafft es eine Erkenntnis nicht, bei uns zu landen, weil sie nicht gut für uns formuliert ist. In anderen Worten verpackt jedoch verstehen wir es plötzlich besser. Und es ist deshalb nicht ungewöhnlich, dass man gewisse Dinge mehrfach lesen muss, ehe sie wirklich bei uns landen. Solltest du also durch dieses Buch gehen und dir stellenweise denken: „Das habe ich doch schon vor 30 Seiten gelernt“, dann bleib offen und schau, was die neue Wortverpackung für dich bereithält.

WAS IST EIGENTLICH GERADE DEIN WIRKLICHES PROBLEM?

Wann immer ich mit Menschen spreche, die sich selbst ein geringes Selbstwertgefühl attestieren, bekomme ich ähnliche Dinge zu hören.

Ich frage: Woher weißt du, dass du ein geringes Selbstwertgefühl hast? Als Antwort kommt dann zumeist eine Aufzählung von destruktiven Verhaltensweisen, wie zum Beispiel:

- Ich traue mich nicht, meine Meinung zu vertreten.
- Ich grübele total viel darüber nach, was andere Menschen von mir denken.
- Ich stelle die Bedürfnisse von meinem Partner / meinen Eltern / meinen Freunden immer über meine eigenen Bedürfnisse.
- Ich kann nicht „Nein" sagen.
- Ich fühle mich unter Menschen total unsicher, bin schüchtern oder angespannt.
- Ich weiß in Unterhaltungen nicht, was ich sagen soll.
- Ich habe große Angst davor, von meinem Partner verlassen zu werden.
- Ich bin eifersüchtig und kann es nicht lassen, meinem Partner ständig zu misstrauen.
- Ich habe Angst, nicht gemocht zu werden.
- Und so weiter und so fort.

Ich bin mir sicher, du hast dich hier in dem einen oder anderen Punkt wiedererkannt. Und keine Sorge: All diese

Punkte werden sich im Laufe des Buches bessern! Doch bevor wir so weit kommen, lass uns uns zunächst die folgende Frage stellen: Sind diese oben aufgeführten Verhaltensmuster ein geringes Selbstwertgefühl? Die Antwort ist Nein. Die Verhaltensmuster selbst sind lediglich Verhaltensmuster. Und diese Verhaltensmuster wiederum sind von einem Gefühl motiviert. Und das Gefühl, aus dem heraus diese Verhaltensmuster entspringen, könnte man als geringes Selbstwertgefühl bezeichnen.

Nehmen wir also zum Beispiel an, Corinna schafft es auf der Arbeit nicht, ihre Bedürfnisse zu kommunizieren. Stattdessen stellt sie sich in vielen Situationen hinten an, passt sich anderen an, lässt sich mit Aufgaben überfrachten, die sie gar nicht machen will, tut alles Mögliche, um es anderen Leuten recht zu machen, und hat trotzdem ständig die Angst, von anderen nicht gemocht und akzeptiert zu werden. Warum tut sie das?

Nun, es ist sehr wahrscheinlich, dass Corinna sich in diesen Situationen selbst nicht wertvoll fühlt. Auf unbewusster Ebene erzählt sie sich selbst zahlreiche Geschichten über sich selbst. Zum Beispiel, dass sie nicht liebenswert sei. Und weil sie sich diese Geschichte erzählt, fühlt sie sich eben auch genauso. Denn wir Menschen fühlen meistens, was wir denken. Und weil Corinna sich dann nicht liebenswert fühlt, verhält sie sich so, wie sie sich verhält. Denn unsere Handlungen sind meistens von unseren Gefühlen motiviert. Ungefähr so:

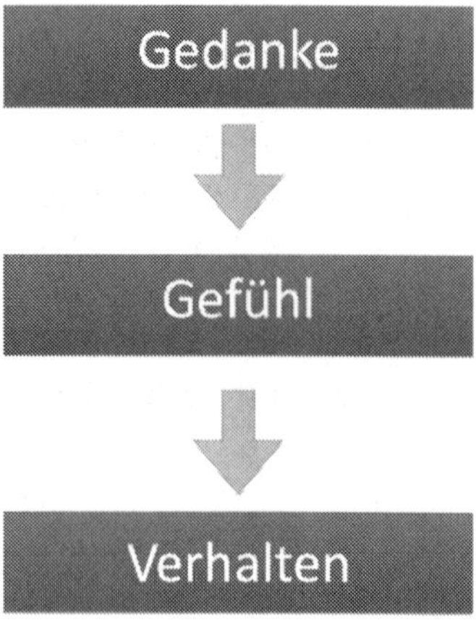

Wenn Corinna aufhören würde, sich selbst die „Ich bin nicht liebenswert“-Geschichte zu erzählen, würde sie sich vermutlich schnell wesentlich besser mit sich selbst fühlen. Sie würde dann nicht mehr das Gefühl haben, sich für die Gunst der anderen Menschen anstrengen und verstellen zu müssen. Und als Resultat daraus würde sie vermutlich mehr auf ihre eigenen Bedürfnisse hören und diese auch kommunizieren. Im Umgang mit ihren Arbeitskollegen wäre sie authentischer und könnte auch einmal „Nein“ sagen. Corinnas Problem sind also eigentlich nicht ihre Verhaltensmuster, sondern viel mehr ihre tiefsitzenden Gedankenmuster. Denn da fängt alles an.

Ein anderes Beispiel: Ich hatte vor einiger Zeit Andrea in meinem Coaching. Andrea spionierte ständig ihrem Freund hinterher und gefährdete damit die Beziehung. Das war ihr Verhaltensmuster. Sie übte dieses Verhalten aus, weil sie Gefühle von Eifersucht und Verlustangst hatte. Das waren ihre Gefühle. Warum fühlte sie diese Gefühle? Weil Andrea sich selbst als Frau nicht gut genug fand und in ihren gedanklichen Vergleichen mit anderen Frauen stets schlechter abschnitt. Daher konnte sie nicht wahrhaben, dass ihr Freund Peter wirklich bedingungslos mit ihr zusammen sein wollte, und witterte in jeder anderen weiblichen Person und jeder noch so kleinen Ungereimtheit in seinen Erzählungen eine potenzielle Gefahr. Das waren Andreas Gedanken. Manche dieser Gedanken liefen bewusst in ihr ab. Doch gerade die tieferen Überzeugungen fanden vollkommen unbewusst statt. Und auch an Andreas Beispiel sehen wir wieder schön: Andreas eigentliches Problem war weder ihre Eifersucht noch ihre Spionage-Aktionen. Ihr eigentliches Problem war dieses destruktive Denken, dem sie tagtäglich hinterherlief.

Was wir also bis hierhin festhalten können ist Folgendes: Wenn du dir für deine Entwicklung nachhaltige Lösungen wünschst, dann frage dich erst einmal: Wie fühle ich mich in diesen Situationen? Und dann frage dich: Welches Denken findet bei mir statt, aufgrund dessen ich mich so fühle? Denn hier liegt der eigentliche Hund begraben.

WAS IST EIGENTLICH SELBSTWERTGEFÜHL?

Als ich begann, mich mit Persönlichkeitsentwicklung und dem Selbstwertgefühl zu beschäftigen, dachte ich noch, dass das Selbstwertgefühl etwas wäre, was wirklich existiert. Als Kind habe ich gerne Rollenspiele am PC gespielt. In den Spielen konnte man seiner Figur verschiedene Attribute und Eigenschaften zuschreiben: Ausdauer, Kraft, Wortgewandtheit, Verhandlungsgeschick, Schwertkampf und so weiter. So in etwa habe ich mir lange Zeit auch das Selbstwertgefühl vorgestellt. Als ein Attribut, welches jeder Mensch hat – nur eben in unterschiedlichen Ausprägungen. Doch klar war für mich: Es gibt dieses Attribut – es ist echt.

Mit der Zeit begann ich, einige Dinge neu zu verstehen: Was ist Selbstwertgefühl? Nun, ganz einfach: Es ist ein Gefühl. Nicht mehr und nicht weniger. Was ist die Natur von Gefühlen? Sie kommen und gehen. Sie verändern sich täglich, stündlich, minütlich, ja sogar sekündlich. Und so ist es schlicht und ergreifend auch mit unserem Selbstwertgefühl. In manchen Momenten hast du ein geringes Selbstwertgefühl. Doch dieses Gefühl ist nicht konstant. Es verändert sich die ganze Zeit. Wenn du morgens am Frühstückstisch sitzt und Nachrichten liest, wie steht es dann um dein Selbstwertgefühl? Ist es dann auch gering? Sehr wahrscheinlich nicht. Sehr wahrscheinlich denkst du beim Lesen von Nachrichten nämlich gar nicht über dich selbst nach. Du bist mit etwas anderem beschäftigt. Und in diesem Moment ist dein Selbstwertgefühl vor allem eins: völlig in Ordnung.

Wir fassen zusammen: Selbstwertgefühl ist kein Attribut, keine Eigenschaft. Selbstwertgefühl ist einfach nur ein Wort, das wir benutzen, um zu beschreiben, wie du dich gerade mit dir selbst fühlst. Und dieses Gefühl ändert sich von Minute zu Minute, Stunde zu Stunde und Tag zu Tag.

Klar ist damit auch: Du hast kein geringes Selbstwertgefühl. Zumindest meistens nicht. Meistens ist dein Selbstwertgefühl völlig in Ordnung. Sicherlich gibt es zahlreiche Momente, in denen du dich mit dir selbst nicht gut fühlst und schlecht über dich selbst denkst. Doch diese Momente weichen auch immer wieder einem Zustand, in dem du dich mit dir selbst völlig in Ordnung fühlst.

PERSÖNLICHE KAPITELZUSAMMENFASSUNG

Hinweis: In regelmäßigen Abschnitten wirst du im Laufe des Buches immer wieder kleine Freiräume für Kapitelzusammenfassungen erhalten. Genauso wie an dieser Stelle. Nutze diesen Platz, um die für dich wichtigsten Dinge und Erkenntnisse Revue passieren zu lassen und zu verschriftlichen. Das wird dir enorm dabei helfen, alles, was du hier liest, zu verarbeiten.

DER JUNGE AM RANDE DER GESELLSCHAFT – UND WIE DU DEIN SELBSTWERTGEFÜHL IN NUR 6 WOCHEN TRANSFORMIERST

Es war einmal ein kleiner, aufgeweckter, energetischer und neugieriger Junge. 5 Jahre war er alt. Er wuchs in einer beschaulichen Straße am Rande einer unbedeutsamen, mittelgroßen Stadt in Deutschland auf. Der kleine Junge liebte es, zu spielen. Er spielte für sein Leben gern. Und so tat er sein Bestes, so oft es ging, raus auf die Straße zu gehen und zu spielen. Auf der Straße freundete er sich schnell mit einem Nachbarsjungen an. Und tagein tagaus spielten alle zusammen mit voller Inbrunst Fangen, Fußball, Streethockey, Klettern und was ihnen sonst noch so einfiel. Es gab dabei nur einen kleinen Haken: Die Jungs, mit denen der kleine Junge spielte, waren älter als er. Und ihre körperliche und geistige Überlegenheit nutzten sie beim Spielen mit dem kleinen Jungen schamlos aus. Sie kommandierten ihn herum, sie ärgerten ihn, sie führten ihn an der Nase herum und unterdrückten seine Meinungen, Wünsche und Bedürfnisse beim Spielen radikal. Beim Fußball musste er ins Tor – ob er wollte oder nicht. Wenn er ein Tor rein ließ, wurde er beschuldigt und niedergemacht. Wenn ein besserer Spieler daherkam, wurde er ausgetauscht und fortgeschickt.

Mit der Zeit begann der Junge, aus den Erfahrungen, die er tagtäglich machte, logische Schlussfolgerungen zu ziehen:

„Meine Meinung zählt nicht. Andere Jungs sind besser als ich. Ich bin nicht gut genug. Ich bin nicht liebenswert. Mit mir kann man alles machen. Ich bin ohnmächtig." Und wie diese Überzeugungen in ihm wuchsen, so schwand mehr und mehr seine Lebensfreude, seine Aufgewecktheit und neugierige, offene Lebenseinstellung.

Mittlerweile bist du wahrscheinlich schon auf den Trichter gekommen, dass der Junge, von dem ich in dieser Geschichte spreche, ich selbst war. Und damit liegst du genau richtig :-). Als ich 9 Jahre alt war, entschied sich meine Familie, in ein kleines Dorf raus aufs Land zu ziehen. Man hätte meinen können: Eine gute Entscheidung. Doch für mich änderte sich leider wenig. Die Jungs, die ich in dem Dorf zum Spielen fand, waren erneut älter als ich. Und nicht nur das: Sie waren auch eine bereits eingeschworene Gruppe, zu der ich nun neu dazustieß. Schnell merkte ich damals: Ich werde hier nicht einfach so akzeptiert. Ob ich zum Spielen eingeladen werde, liegt in der Gunst der anderen. Und ich weiß noch genau, wie ich damals begann, mich kleiner zu fühlen, weniger gut zu fühlen, weniger wertvoll zu fühlen. Ich fühlte mich am Rande der Gruppe. Ich fühlte mich nicht zugehörig. Und natürlich dachte ich: „Es liegt an mir! Das hat etwas mit mir zu tun!"

Auf diese Weise zogen die Jahre ins Land. Ich absolvierte die Grundschule und kam auf das Gymnasium. Und in meinem Leben machte sich ein Phänomen spürbar, welches die meisten Menschen – und wahrscheinlich auch du – bereits erlebt haben: Das Muster aus meiner frühen Kindheit wiederholte sich. Wieder und immer wieder. Auch im Gymnasium fand ich mich schnell am Rande der

Gruppe wieder. Ich gehörte nicht dazu. Ich begann, gegenüber anderen Schülern eine große Unsicherheit zu entwickeln. Ich begann, die Überzeugung zu entwickeln, dass mit mir irgendetwas nicht stimmte. Dass ich anders bin als andere. Und während ich, bis ich ungefähr 13 Jahre alt war, innerlich immer wieder aufbegehrte und bestmöglich darum kämpfte, irgendwie einen Fuß in die Gesellschaft zu kriegen, begann ich schließlich, mich abzufinden und zurückzuziehen. Ich werde nie einen Tiefpunkt meines jugendlichen Lebens vergessen, bei dem ich weinend abends in meinem Bett lag und aus purer Verzweiflung die Hände faltete und zum lieben Gott betete: „Bitte lieber Gott, lass mich einfach ein paar Freunde haben! Ich verlange nicht viel! Aber gib mir doch einfach ein paar Freunde! Das ist das Einzige, was ich mir wünsche!“

Leider erhörte der liebe Gott meine Gebete damals nicht – oder zumindest wurde mir mein Wunsch nicht gestattet. Die inneren Überzeugungen, dich ich im Laufe meiner ersten 13 Jahre auf dieser Welt gewann, zogen sich durch meine Jugend und mein frühes Erwachsenenalter bis in mein Studium hinein. Immer und immer wieder fand ich mich in ähnlichen Situationen und Konstellationen wieder. Egal ob in der Schule, an der Uni oder im Praktikum: Ich fand mich am Rande der Gruppe wieder, ohne echten Anschluss, ohne tiefe Verbindungen zu anderen Menschen. Stattdessen frustriert, innerlich am Kämpfen und vor allem im Krieg mit mir selbst. Ich war mir damals sicher: „Es liegt an dir! Du bist nicht gut genug, nicht sympathisch genug, nicht kommunikativ genug, nicht ´normal` genug. Du bist einfach anders.“ Und das kotzte mich an. Ich wollte aus der Haut fahren und am liebsten jemand anderes sein. Argwöhnisch beobachtete ich andere Menschen, die sich scheinbar so gelassen und entspannt durchs Leben manövrierten und Spaß mit anderen Menschen hatten. Doch dann geschah etwas, das mein Leben für immer nachhaltig verändern sollte. Eines traurigen Abends saß ich mit einem Gefühl der Einsamkeit unzufrieden in meinem Studentenzimmer. Ich stöberte durch ein paar Internet-Foren. Und in irgendeinem Beitrag auf irgendeiner Seite – ich weiß nicht mehr welche – stieß ich auf ein mir unbekanntes, völlig neumodisches Wort. Und das Wort war:

Persönlichkeitsentwicklung.

Persönlichkeitsentwicklung – der Ansatz, dass man an sich arbeiten, sich verändern und entwickeln kann! Mit diesem Wort kehrte für mich Hoffnung zurück in mein Leben. Plötzlich erkannte ich: So wie ich jetzt bin, muss ich nicht bleiben. Ich kann mich verändern. Ich kann „meine Persönlichkeit entwickeln"! Für mich war sofort klar, dass ich all meine Kraft und Ressourcen auf diese Persönlichkeitsentwicklung verwenden sollte. Ich musste an mir arbeiten, soziale Skills entwickeln, kommunikativer werden, selbstbewusster werden und charismatischer werden. Und ich startete mit Inbrunst.

Ich begann, mir jeden Morgen positive Affirmationen im Spiegel aufzusagen. Ich hängte überall in meinem Zimmer positive, bestärkende Sätze auf. Ich überlegte mir, welche Erfolge ich bereits im Leben erzielt hatte und worauf ich stolz sein durfte. All diese Dinge schrieb ich auf Zettel und hängte mir auch diese überall in meinem Zimmer auf –

außer, wenn einmal Besuch da war. Dann nahm ich all die Zettel aus Scham natürlich wieder herunter. Ich zwang mich immer häufiger dazu, meine Komfortzone zu verlassen. Ich traute mich, unbekannte Menschen an der Bushaltestelle anzusprechen. Ich fühlte mich „empowered". Ich hatte das Gefühl, nun endlich alles erreichen zu können und mein Leben in die eigene Hand nehmen zu können. Ich visualisierte mir meine Ziele und wie ich später einmal sein wollte: Ein selbstbewusster, tiefenentspannter Typ mit vielen tollen, tiefen Freundschaften um sich herum. Beruflich erfolgreich. Attraktiv. Kommunikativ. Humorvoll.

Leider nur stellten sich mir immer wieder starke, limitierende Gefühle in den Weg. Meine große Unsicherheit unter Menschen wich nicht ab. Mein Gefühl, dass mit mir etwas nicht stimmte, blieb ebenfalls erhalten und zerrte mich immer wieder in meine alten Muster zurück. Es war auf Dauer furchtbar anstrengend, gegen diese Gefühle anzukämpfen. Gegenüber anderen Menschen erhielt ich leider nicht die Resultate, die ich mir wünschte. Menschen wendeten sich nach wie vor oft von mir ab und ich erkannte, dass ich wie durch Geisterhand immer und immer wieder an den Rand der Gruppe gedrängt wurde. Mit der Zeit durfte ich für mich erkennen, dass bloße Willenskraft und Fleiß scheinbar nicht reichten, um die gewünschte Veränderung für mich zu kreieren. Das Gefühl von Ohnmacht kehrte zurück. Das Gefühl von Verzweiflung kam wieder. „Was um alles in der Welt muss ich denn jetzt tun, um diese alten Muster, diese schlechten Gefühle, diese Unsicherheit und das niedrige Selbstbewusstsein endlich loszuwerden?" Das war eine Frage, mit der ich mich viel beschäftigte. Ich stürzte mich tiefer in die Welt der Persönlichkeitsentwicklung. Ich las Bücher, begann mehr Achtsamkeit in mein Leben zu implementieren, begann zu meditieren und mich selbst bewusster zu reflektieren.

Und ich will nicht sagen, dass all die Dinge, die ich tat, nutzlos waren. Natürlich erntete ich kleinere Früchte meiner „Arbeit“. Doch es war anstrengend und zehrend. Und die Fortschritte, die ich machte, waren klein und fragil. Und gefühlt war es so, dass jeder hart erkämpfte Fortschritt nach ein paar Tagen oder Wochen wieder verschwand und ich im alten Morast versank. Genau diese Erfahrung machen übrigens sehr viele Menschen, die an sich selbst „arbeiten“.

Um diese Zeit herum wendete ich mich schwereren Geschützen zu, um meinen inneren Kampf aufzulösen. Beginnend mit „inneres Kind“-Arbeit. Bei der „inneres Kind“-Arbeit geht es darum, das verletzte, innere Kind aus der Vergangenheit, welches all die negativen Erfahrungen gemacht hat, zu heilen. Es geht darum, die schief gelaufene Kindheit aufzuarbeiten, stellenweise zu durchfühlen und dann friedvoll abzuschließen. Ich tat das – oder besser gesagt, ich versuchte es – gemeinsam mit einem versierten Practitioner dieser Arbeit. Doch ich rutschte nur noch tiefer ab. Die Arbeit an meinem inneren Kind zog meine Vergangenheit nur noch viel mehr an mich heran. Meine Kindheit begann, mich nun in fast jedem Schritt meines Tages zu begleiten. Meine negativen Gefühle und Limitationen wurden stärker und neben den negativen Überzeugungen, die ich ohnehin schon über mich selbst hatte, kamen nun noch neue hinzu: „Ich bin traumatisiert. Ich bin kaputt. Ich muss mich erst heilen, bevor ich vollständig bin. Ich bin verletzt. Ich trage ein verletztes inneres Kind in mir, das mich zurückhält."

Zu diesem Zeitpunkt bin ich Mitte 20. Ich habe zu diesem Zeitpunkt das Gefühl, quasi nicht mehr unter Menschen gehen zu können. Ich fürchte mich vor jeder Party, zu der ich mich hin zwinge. Ich fürchte mich vor jeder Unterhaltung, in die ich gerate. Ich verkrampfe im Gespräch mit anderen Menschen massiv. In einer Gruppe von Menschen zu sein, ist für mich stellenweise der blanke Horror. Ich bete dafür, nicht zu sehr ins Gespräch involviert zu werden. Zwischendurch muss ich immer wieder ins Bad, um mich von den Strapazen zu erholen und einen kurzen Moment für mich zu haben, um mich zu sammeln.

Es ist der Zeitraum, in dem ich mich entscheide, der Arbeit an mir selbst abzusagen. Die Flinte erst einmal ins Korn zu werfen. Wie kann es sein, dass ich so hart an mir arbeite und mich doch so eingeschränkt und limitiert fühle, während andere Menschen kein kleines bisschen Arbeit an sich selbst verrichten, und total zufrieden mit sich selbst sind, selbstbewusst und unbeschwert wirken?

So ist es übrigens für viele Menschen, die an sich selbst arbeiten: Viele bemerken, dass ihre Symptome und Probleme stärken werden und sie sich schlechter und blockierter fühlen, als sie es vorher taten. Der Grund hierfür ist, dass die meisten Menschen kein Verständnis davon haben, wie ihre eigene Psyche wirklich funktioniert. Wie ihre menschliche Erfahrung wirklich funktioniert. Eine Sache, die wir im Laufe des Buches fundiert angehen werden.

Doch zurück zu meiner Geschichte:

Ich bin Mitte 20 und befinde mich an einem absoluten Tiefpunkt. Gefühlt habe ich alle Möglichkeiten für meine gewünschte Veränderung ausgeschöpft. Ich weiß nun wirklich nicht mehr, was ich tun kann. Doch weil alles nichts hilft, beschließe ich, etwas langsamer zu machen. Das tut überraschenderweise ganz gut. Meine negativen Gefühlsmuster lockern sich etwas und ich beginne, mich wieder ein kleines bisschen freier zu fühlen. Dennoch erkenne ich für mich: Ich habe zu wenig Selbstwertgefühl. Und zu wenig Selbstbewusstsein. Das ist nun einmal so, doch nun lasse ich erst einmal alle Viere ruhen und warte ab, was passiert. Einige Zeit später werde ich auf ein Event eingeladen. Ein Event namens „Eisenhans". Es handelt sich hierbei um eine Zusammenkunft von 40 Männern, die im Wald zusammenkommen, um in der Natur zehn gemeinsame Tage zu verbringen. Das ist ein Event, das mich, wie du dir sicherlich vorstellen kannst, sehr herausfordert und unsicher macht. Dennoch entscheide ich mich, hinzugehen. Auf dem Event halten unterschiedliche Männer der Gruppe unterschiedliche Seminare. Darunter ist ein Seminar, das mein Leben für immer – und dieses Mal wirklich für immer – verändern wird.

Ich sitze in einem sporadisch aufgebauten Zelt am Rande des Waldes. Um mich herum 38 Männer – und ein Mann, der vorne sitzt und erzählt. Er erzählt irgendetwas von „Traumas gibt es nicht" und „Was passiert, wenn du dir in den Finger schneidest? Die Wunde heilt von allein! Und genau so ist es auch mit deiner Psyche!" Er sagt außerdem etwas wie „Wir fühlen gar nicht die Situationen, in denen wir uns befinden, sondern lediglich unser eigenes Denken über die Situation". Ich verstehe nicht alles, was er erzählt. Und das, was ich verstehe, ruft bei mir größtenteils viel Widerstand hervor. Ich fühle mich sogar trotz meiner Unsicherheit dazu bewegt, mit ihm zu diskutieren und seine Aussagen vor der gesamten Runde zu hinterfragen. Gleichzeitig aber macht der Vortrag mir Hoffnung und ich höre einige Dinge, die mich zum Nachdenken anregen. Nach dem Vortrag erfahre ich, dass der Inhalt des Vortrags auf einem verhältnismäßig neuen psychologischen Paradigma namens „3 Principles" beruht, welches in den 70er-Jahren entstanden ist. Ich unterhalte mich mit einem anderen Mann, dem dieses neuartige Paradigma vertraut ist. Ich öffne mich ihm gegenüber auch mit meinen Problemen und Mustern. Ich sage ihm: „Ich habe zu wenig Selbstwertgefühl!" Seine Antwort darauf ist: „Du hast nicht zu wenig Selbstwertgefühl. Du denkst nur, dass du zu wenig Selbstwertgefühl hast!"

Ich verstehe kein Wort, aber irgendetwas in diesem vollkommen frischen Denken holt mich ab und ich fange Feuer, mich intensiver mit diesem neuen psychologischen Paradigma zu beschäftigen. Und um an diesem Punkt schon einmal eine Sache vorwegzunehmen: In den sechs Wochen, die folgen, transformiert sich mein Selbstwertgefühl von Grund auf. Ich löse mich von vielen negativen Mustern, von der Unsicherheit, von der Anspannung, von der Angst vor Menschen. Ich mache dazu keine anstrengenden Routinen und verlasse auch nicht meine Komfortzone. Ich beschäftige mich nicht mit der Vergangenheit. Meine Entwicklung geschieht quasi von allein. Wie eine kleine Lawine, dir nur am Anfang einen kleinen Anschubser gebraucht hat. Ich gewinne massiv an Selbstbewusstsein und Lebensfreude. An diesem Punkt in der Geschichte angelangt, fragst du dich sicherlich: Was genau ist passiert? Wie hat das „funktioniert"? Wie hat er das nur angestellt? Bevor ich mit meiner Geschichte weitermache, will ich dir diese Fragen in ersten Zügen beantworten und dir Einblicke darin gewähren, was es mit diesen „3 Principles" und dem frischen psychologischen Paradigma auf sich hat.

DAS INSIDE-OUT-UNDERSTANDING

Erinnerst du dich noch daran, was ich dir vor circa 15 Seiten geschrieben habe? Ich sagte zu dir: Such nicht nach Lösungen. Such nicht nach Methoden. Und such auch nicht nach Handlungsanweisungen. Lies einfach. Entspannt und mit offenem Geist. Nun, es ist der Zeitpunkt gekommen, genau diesen Tipp zu beherzigen. Alles klar. Die erste Frage, die ich an diesem Punkt mit dir explorieren möchte, ist:

Wie funktioniert deine menschliche Erfahrung?

Also, wie funktioniert es, dass du durch diese Welt läufst und von jeder Situation, in der du dich befindest, eine lebhafte, gefühlte Erfahrung machst? Wie funktioniert es, dass du in manchen Situationen total schöne Gefühle erlebst, wie Freude, Euphorie oder Entspannung, und in anderen Situationen schlechte Gefühle erlebst, wie Hass, Angst, Unzufriedenheit oder Frustration?

Die herkömmliche Antwort, die die meisten Menschen auf diese Frage geben, ist: „Na, das ist ja völlig klar: Es kommt nun mal auf die Situation an, in der ich mich befinde." So hat mir zum Beispiel einmal ein Coaching-Klient in unserer ersten Sitzung erklärt:

„Bin ich in einer tollen Situation, dann fühle ich mich toll. Bin ich in einer schlechten Situation, dann fühle ich mich schlecht. Bin ich zum Beispiel mit meiner Freundin zusammen, fühle ich mich wohl und verliebt. Bin ich jedoch mit meinem Arbeitskollegen Joachim zusammen, den ich nicht mag, dann fühle ich mich genervt und angespannt."

Meine Antwort in diesem Gespräch war sinngemäß: „Wie jedoch erklärt es sich, dass du manchmal Zeit mit deiner Freundin verbringst und dabei alles andere als verliebt bist, sondern stattdessen sauer. Wie kann es sein, dass du manchmal deine Partnerin siehst und heiß und innig verknallt bist? Und andere Male viel weniger spürst? Und wie kann es sein, dass es Menschen gibt, die mit deinem Arbeitskollegen Joachim bestens klarkommen und ihn sogar mögen? Ich meine, alle anderen Menschen sehen ja genau den gleichen Joachim, den du auch siehst. Müssten dann nicht auch alle Menschen die gleiche Erfahrung mit Joachim machen, wie du?"

Mein damaliger Coaching-Klient sah das ein und gestand zu, dass es vermutlich doch etwas komplexer abläuft, als er sich das zunächst vorgestellt hatte.

Was wir bis hierhin aus diesem kleinen Beispiel mitnehmen können, ist Folgendes: Scheinbar ist es nicht so, dass wir die äußeren Dinge um uns herum einfach spüren und direkt erleben. Scheinbar spielt ein anderer Faktor zumindest auch noch eine ganz wesentliche Rolle im Erleben von Situationen. Lass uns im nächsten Schritt eben jenen Faktor unter die Lupe nehmen.

Der „Stoff", aus dem deine Erfahrung gemacht ist

Stell dir vor, du läufst eines schönen Morgens deine Straße entlang. Und plötzlich kommt da ein Hund um die Ecke. Du siehst diesen Hund und machst völlig automatisch ohne dein Zutun sofort eine Erfahrung mit diesem Hund. So kann es zum Beispiel sein, dass du den Hund siehst, und sofort eine Zuneigung diesem Tier gegenüber verspürst. Du empfindest ein wohliges, angenehmes Gefühl und bekommst vielleicht sogar ein Lächeln auf die Lippen. Warum? Weil du den Hund als kuschelig und süß bewertest. Du findest, dass sein Fell schön aussieht und der Hund einen süßen Gesichtsausdruck hat. Gleichzeitig bewertest du den Hund als harmlos und ungefährlich. Das Ganze geschieht natürlich unbewusst und in Bruchteilen einer Sekunde. Der Hund kommt quasi um die Ecke und es braucht exakt 0,3 Sekunden, ehe du den Hund gedanklich bewertet hast und basierend auf deiner Bewertung eine Erfahrung mit diesem Hund machst.

Spannend wird es nun, wenn wir uns anschauen, was möglicherweise bei einer anderen Person passiert, wenn sie demselben Hund begegnet. So ist es möglich, dass dein Nachbar knapp hinter dir auf der Straße entlangläuft und ebenfalls den Hund um die Ecke kommen sieht. Dein Nachbar jedoch empfindet im Gegensatz zu dir ein Gefühl von Unwohlsein und Anspannung. Er wirkt verunsichert und fühlt sich dazu bewegt, die Straßenseite zu wechseln. Während du den Impuls hast, den Hund zu streicheln, will dein Nachbar nur noch weg. Wieso? Ich denke, das ist ganz offensichtlich: Dein Nachbar trifft eine ganz andere gedankliche Bewertung des Hundes als du. Dein Nachbar bewertet den Hund als potenzielle Gefahr. Außerdem bewertet er den Hund als unhygienisch und ekelig. Und so haben am Ende des Tages du und dein Nachbar eine vollkommen unterschiedliche Erfahrung mit ein und derselben Situation.

Nun kommt jedoch die spannende Frage: Wer von euch beiden hat recht? Wessen Erfahrung mit dem Hund ist die richtige Erfahrung mit dem Hund? Wer bewertet den Hund richtig und wer falsch?

Um diese Fragen zu beantworten, müssen wir uns anschauen, was denn nun wirklich wahr ist über diesen Hund. Was können wir faktisch über den Hund sagen? Ist er süß oder ekelig? Nun, das liegt vollkommen im Auge des Betrachters. Der Hund ist weder süß noch ekelig. Der Hund IST einfach nur. Was wir faktisch über den Hund sagen können, ist, dass dieser Hund einfach IST! Sobald wir anfangen, den Hund zu bewerten, wird es subjektiv und nicht mehr faktisch. Die Antwort ist also: Weder dein Nachbar noch du haben recht. Ihr habt beide eine Erfahrung mit diesem Hund. Und diese Erfahrungen fühlen sich für jeden von euch total echt und real an. Doch Fakt ist auch: Weder du noch dein Nachbar fühlen den Hund so, wie er ist. Ihr fühlt und erfahrt lediglich eure subjektive, ausgedachte, gedankliche Bewertung des Hundes. Der Hund hingegen IST einfach nur. Er ist weder gut noch schlecht, schön, hässlich, süß oder ekelig. Er ist einfach.

Nun könnte es natürlich theoretisch sein, dass der Hund, wie der Nachbar befürchtet hat, gleich zum Angriff übergeht. Diese potenzielle Gefahr will ich gar nicht abstreiten. Was ich jedoch sagen will, ist Folgendes: Welche Erfahrung du mit dem Hund machst, entscheidet einzig und allein dein Denken über den Hund.

Lass uns noch ein anderes Beispiel hernehmen. Wie wäre es zum Beispiel mit Stränden? Während ich gerade diese Zeilen schreibe, befinde ich mich auf der kleinen Insel Kho Phangan im Süden Thailands. Hier gibt es, in meiner Wahrnehmung, sehr schöne Strände. Ich selbst würde sogar so weit gehen, zu sagen, dass die Strände hier in Thailand schöner sind als die Strände, die wir in Deutschland zum Beispiel an der Nordsee haben. Stimmt diese Aussage? Nun ja, nicht wirklich. Es mag vielleicht zunächst so erscheinen. Doch wer genau entscheidet darüber, dass gelber, feiner Sand schöner ist als grobes, graues Gestein? Wo genau ist es festgesetzt, dass türkises, klares Wasser schöner ist als graue, trübe Wellen? Die Natur selbst kennt keine Bewertung und auch keine qualitative Unterscheidung zwischen diesen Dingen. Für die Natur IST alles einfach nur. Weder schön noch hässlich. Alles IST. Und das ist wahr. Alles darüber hinaus findet in meinem Kopf und in meinen subjektiven Bewertungen statt.

Und das gilt übrigens nicht nur für die Erfahrung, die wir mit unserer Außenwelt machen, sondern auch für unsere Erfahrung der Vergangenheit. Ich arbeitete eine Zeit lang mit einem Mann namens Hans zusammen. Hans kam aus einer 35-jährigen Ehe, die in die Brüche ging. Er litt extrem unter der Trennung – oder sollen wir schon direkt sagen: „Er litt unter seinen Gedanken über die Trennung"? Worunter er am meisten litt, war die Tatsache, dass er am Ende des Tages Schuld trug, dass es zur Trennung gekommen war. Er litt sehr darunter, dass er es vermasselt hatte und seine Frau nun für immer weg war. Aus einem spontanen Impuls heraus schickte ich Hans als Hausaufgabe für 4 Stunden in den Wald. Er sollte ganz ohne Ablenkung 4 Stunden in der Natur und mit sich selbst verbringen. Ich gebe diese Hausaufgabe gerne, weil dann der Verstand einmal die Möglichkeit hat, sich vollständig auszutoben und sich mit endlosen Grübeleien selbst zu erschöpfen. Danach finden viele Menschen dann mehr in den Moment, der Verstand beginnt, sich zu beruhigen, und von hier an kann frisches, neues, inspiriertes Denken aufkommen. Als Hans aus dem Wald wiederkehrte, war er ziemlich aufgeregt. Er sagte zu mir: „Gavin, ich habe etwas Grundlegendes erkannt! Nicht ich war schuld an dem Scheitern meiner Ehe – meine Ex-Frau war schuld! Das ist mir jetzt klar geworden!" Bedingt durch seine Erkenntnis sah Hans die Trennung plötzlich in einem vollkommen anderen Licht. Plötzlich hatte er keine Schuldgefühle mehr. Sein neues Gefühl war eine Art Wut und Verurteilung gegenüber seiner Ex-Frau. Einige Zeit später schickte ich Hans erneut in den Wald. Er kam mit leuchtenden Augen wieder und meinte: „Ich habe wieder etwas erkannt. Es war nicht so, dass meine Frau wirklich schuld war an unserer gescheiterten Ehe. Es hat einfach nicht gepasst mit uns. Wir waren irgendwann einmal einfach nicht mehr füreinander gemacht. Wir haben nicht mehr zusammengepasst. Die Trennung war folgerichtig und eine ganz logische Konsequenz, an der niemand wirklich schuld war." Mit seiner neuen Erkenntnis kam Hans mit der vergangenen Ehe, mit sich selbst und auch mit seiner Frau in den Frieden. Er spürte weder Schuld noch Wut oder Widerstand gegenüber dem, was passiert war. Ist das nicht spannend? Hans hatte in relativ kurzer Zeit drei unterschiedliche Perspektiven und Bewertungen eingenommen und basierend auf diesen Perspektiven vollkommen unterschiedliche Erfahrungen mit ein und derselben Vergangenheit gemacht. Was bei der Trennung geschehen war, blieb in dieser kompletten Zeit vollkommen identisch. Lediglich seine Erfahrung damit veränderte sich komplett. Auch hier könnte man sich wieder fragen: Welche Perspektive war denn nun die richtige? Und auch hier wäre wieder die Antwort: Wer weiß das schon. Man kann die Situation sicher auf alle drei Art und Weisen auslegen, wie Hans es getan hat. Und garantiert auch noch auf mindestens zehn andere Arten. Und am Ende wären alles lediglich ausgedachte Auslegungen, keine davon entspräche der absoluten Wahrheit. Nun könntest du dich fragen: Also, wenn man durch seine Grübelei der absoluten Wahrheit ohnehin nicht auf den Grund kommt, wieso sollte man dann überhaupt über solche Dinge nachdenken? Dann könnte man es ja auch gleich lassen. Und ich würde sagen: Ja, damit hast du einen sehr guten Punkt erkannt. Mehr dazu später.

Mithilfe dieser Beispiele haben wir einen ganz zentralen Faktor identifiziert, der uns dabei hilft, eine menschliche, gefühlte Erfahrung zu machen. Es ist der Faktor „Bewertungen". Und woraus bestehen Bewertungen? Sie bestehen aus Gedanken, die in uns drin entstehen. Darüber hinaus haben wir festgestellt, dass wir eigentlich gar nicht die Außenwelt wahrnehmen, wie sie ist. Wir nehmen viel mehr unsere Gedanken über die Außenwelt wahr. Wir fühlen nicht die Außenwelt. Wir fühlen unsere Gedanken darüber. Wir haben außerdem erfahren: Die Außenwelt, die Natur, die Welt, das Leben kennt eigentlich gar keine Bewertungen Unterscheidungen. Es ist einfach alles nur so, wie es ist. Erst wir Menschen bringen mit unseren Gedanken die Bewertungen ins Spiel.

Das zu realisieren, ist ein ziemlicher Brocken. Denn laufen wir nicht eigentlich tagtäglich durch die Welt unter der Prämisse: Ich fühle und erfahre das, was um mich geschieht? Gehen wir nicht eigentlich meist davon aus, dass unsere Außenwelt „auf uns einwirkt“? Die Erkenntnis, dass das nicht stimmt, ist von tiefgreifenderer Bedeutung, als du es dir vielleicht im Moment vorstellen kannst. Vielleicht ist hier ein guter Zeitpunkt, eine kleine Pause vom Lesen zu machen, und das gerade Gelesene etwas nachwirken zu lassen. Vielleicht gibst du dir hier und jetzt einfach ein paar Minuten, um die Augen zu schließen und kurz ablenkungsfrei zu pausieren und alles sacken zu lassen. Wenn du zurückkommst, steigen wir noch tiefer ein.

PERSÖNLICHE KAPITELZUSAMMENFASSUNG

Was ist eigentlich noch alles „ausgedacht“?

Um eine Erfahrung zu machen, müssen wir denken. Und was wir dann fühlen und erleben, ist einzig und allein unser Denken. Nicht die Außenwelt. Stell dir für einen Moment vor, wie es wäre, wenn du nicht denken könntest. Stell dir vor, du würdest durch diese Welt laufen und du hättest nicht die Fähigkeit, auch nur einen einzigen Gedanken über deine Umwelt zu denken. Wie wäre das? Fakt ist, wir würden wie Zombies durch die Gegend laufen. Nichts fühlen, nichts spüren, nichts erleben. Andere Menschen würden uns völlig gleichgültig sein. Tiere, die Natur, Schokolade, alles wäre völlig kalt und gleichgültig für uns. Das Element „Gedanke“ ist also ein riesiges Geschenk. Es ist das Element, was unsere Erfahrung auf diesem Planeten lebendig, bunt und überhaupt erst fühlbar macht. Und das natürlich im Positiven, wie auch im Negativen. Manche Menschen nutzen Gedanken unschuldigerweise dazu, alles um sie herum negativ anzupinseln und dann mit allem eine negative Erfahrung zu machen. „Der Hund ist doof. Mein Partner ist doof. Meine Arbeitskollegen sind doof. Ich bin doof.“ Nicht, dass irgendetwas davon in Wahrheit doof wäre. Doch wenn ich die Dinge so mit dem Element „Gedanke“ bewerte, dann sieht es manchmal wirklich so aus und vor allem: Es fühlt sich dann auch so an! Wenn du mich fragst: Das ist keine wirklich nützliche Anwendung von „Gedanke“. Wichtig zu verstehen dabei ist aber eins: Natürlich suchen wir Menschen uns nicht immer aus, wie wir Dinge bewerten und wie sich das Element „Gedanke“ in uns zu einer Erfahrung formt. Du wählst es ja nicht selbst, ob du den Hund auf der Straße furchteinflößend oder niedlich findest. Und es bringt auch wenig, gegen deine inneren Bewertungen anzukämpfen, und krampfhaft zu versuchen, sie zu verändern. Was jedoch von großer Nützlichkeit ist, ist einfach nur zu erkennen, dass es Denken ist, was in dir geschieht. Nicht mehr. Nicht weniger.

Ich würde an diesem Punkt gerne noch ein bisschen tiefer in das Element „Gedanke“ eintauchen. Denn tatsächlich sind Gedanken noch viel mehr als lediglich das Bewerten von Dingen um uns herum. Was meine ich damit? Nehmen wir zum Beispiel die Farben unserer Welt. Wenn du dir beispielsweise die Hintergrundfarbe dieser Seite hier anschaust, dann wirst du feststellen, dass die Farbe dieser Seite weiß ist (von der schwarzen Schrift einmal abgesehen). Es wäre also folgerichtig, zu sagen: Es ist 100 % wahr, dass diese Seite hier weiß ist. Doch stimmt das wirklich?

Nehmen wir das Ganze für einen kleinen Moment detaillierter unter die Lupe. Es wird jetzt kurz ein bisschen physikalisch. Aber keine Sorge, du musst nicht alles im Detail verstehen. Diese Seite hier hat eine Oberfläche. Und diese Oberfläche reflektiert Lichtwellen in einer gewissen Frequenz (genauer gesagt sind das elektromagnetische Wellen). Wenn wir unser Auge also auf diese Seite hier richten, dann gehen von dieser Seite hier Lichtwellen in einer gewissen Frequenz aus und diese Lichtwellen fallen in unser Auge. Hier nun treffen die Lichtwellen auf die Netzhaut. Die Netzhaut verarbeitet die von außen kommende Information (die Lichtwellen) zu einem elektrischen Impuls. Dieser elektrische Impuls wird über den Sehnerv in unser Gehirn gesendet. Und alles, was unser Gehirn am Ende macht, ist diesen elektrischen Impuls als eine gewisse Farbe zu interpretieren.

Was heißt das nun konkret? Konkret heißt das Folgendes: Das Einzige, was dein Gehirn von dieser Buchseite wirklich mitbekommt, ist ein elektrischer Impuls. Dein Gehirn hat diese Buchseite in Wirklichkeit noch nie gesehen. Wie also kann dein Gehirn „wissen", wie diese Seite hier aussieht? Die Antwort ist: Dein Gehirn weiß es nicht. Dein Gehirn erhält einfach nur eine banale Information: Die Netzhaut des Auges wurde gerade auf eine gewisse Art und Weise stimuliert. Und jetzt kommt der wichtige Part: Dein Gehirn kreiert jetzt die Farbe, die du siehst. Es denkt sich die Farbe förmlich „willkürlich" aus. Was wir objektiv sagen können, ist nur eins: Die Oberfläche dieser Seite sendet Lichtwellen einer gewissen Frequenz aus. Was wir nicht sagen können, ist, welche Farbe diese Seite in Wirklichkeit hat. Und ob es Farben überhaupt gibt. Fakt ist: Farben entstehen einzig und allein in unserer geistigen Vorstellung. Und das gilt für alle Farben. Alle Farben, die du jetzt gerade siehst, alle Farben, die du jemals sehen wirst und auch alle Farben, die du jemals gesehen hast. Sie sind alle ausgedacht. Keine davon ist wirklich „wahr". Und in der Art und Weise, wie wir in diesem Buch das Wort „Gedanke" verwenden, fällt diese Leistung unseres Gehirns auch unter das Wort „Gedanke". Die Farben, die du siehst, bestehen aus Gedanken. Du hast sie dir „ausgedacht".

Darüber hinaus: Genauso wenig wie dein Gehirn jemals irgendetwas von dieser Seite unmittelbar zu Gesicht bekommen hat, genauso wenig hat es irgendetwas vom Rest der Welt mitbekommen. Wie auch? Dein Gehirn ist seit Anbeginn seiner Existenz von einer lichtundurchlässigen, dicken Schädeldecke umgeben und schwimmt dort in einer vollkommen finsteren Kammer. Es hat diese Welt noch nie unmittelbar erlebt. Und das gilt nicht nur für Farben. Das gilt auch für alle Sinneswahrnehmungen, die du kennst. Das gilt für Geruch, Geschmack, Tastsinn und auch für Geräusche. Was unser Gehirn von unserer Umwelt mitbekommt, sind elektrische Impulse. Den Rest denkt es sich aus.

Und nun frage dich einmal selbst: Wenn selbst die Farben, die ich sehe, eine Illusion meines Denkens sind, was ist dann noch alles „nicht wahr", was ich denke? Wenn selbst die sicher geglaubten Farben ausgedacht sind, was ist dann noch alles ausgedacht? Was ist mit meinen Glaubenssätzen? Was ist mit meinem Selbstbild? Was ist mit den Ängsten, die ich in meinem Leben habe? Wie wahr sind all diese Dinge wirklich, wenn selbst Farben eine Illusion sind?

Die größte Illusion, unter der du leidest

Danke fürs Durchhalten bis hierhin. Gut möglich, dass du dich zwischendurch gefragt hast, was das alles eigentlich mit deinem Selbstwertgefühl zu tun hat. Nun, es ist jetzt an der Zeit, etwas konkreter zu werden und das Gelernte auf dich selbst und dein Selbstwertgefühl zu übertragen. Bist du bereit dafür? Wenn dein Kopf schon raucht, dann nimm dir bitte eine kleine Pause und kehre mit einem frischen Geist zurück.

Wir haben bis hierhin gelernt, dass wir nicht die Situationen um uns direkt wahrnehmen und fühlen, sondern dass wir lediglich unsere Gedanken über Situationen wahrnehmen und fühlen. Bestimmt erinnerst du dich auch noch an das Hunde-Beispiel von gerade eben. Wir nennen das das „Inside-Out-Understanding“. Es ist das Verständnis davon, dass wir in einer Welt leben, die von Natur aus keine naturgegebene Bedeutung hat und somit nicht unmittelbar für uns als Menschen emotional fühlbar ist. Was wir Menschen tun, ist unsere Realität selbst mithilfe des Elements „Gedanken“ zu kreieren und somit eine fühlbare Erfahrung mit der Welt zu machen.

Nun, dieses Prinzip gilt nicht nur für die Wahrnehmung der Dinge um uns herum. Dieses Prinzip gilt auch für die Wahrnehmung von dir selbst. Ich wiederhole: Du erlebst dich nicht so, wie du wirklich bist. Du erlebst und fühlst lediglich dein Denken über dich selbst. Das Bild, das du von dir selbst hast, ist ausgedacht. Das Gefühl, das du zu dir selbst hast, ist ebenfalls ausgedacht. Und all die vergangenen Erfahrungen, auf Basis derer du dir dein Selbstbild geformt hast und Glaubenssätze über dich selbst gewonnen hast, waren ebenfalls von dir selbst ausgedacht und subjektiv verzerrt.

Diese Erkenntnis ist ein absoluter Gamechanger. Allein dieser Erkenntnis liegt das Potenzial zugrunde, dein Selbstwertgefühl von Grund auf zu revolutionieren. Denn lass das einmal für einen Augenblick sacken: Du fühlst dich nicht oftmals ungenügend und schlecht, weil du ungenügend und schlecht bist. Du fühlst dich einfach nur ungenügend, weil du dir entsprechende Gedanken über dich selbst machst, die sich ebenso anfühlen.

Das Bild, das du über dich hast, ist nicht die Wahrheit. Genauso wenig wie die Farben. Im Großen und Ganzen bist du einfach nur. Du bist. Alles andere besteht aus Gedanken. Wenn ein Gedanke negativ und destruktiv ausfällt, dann wirst du eben auch genau das fühlen.

Dein Selbstbild

Dein Selbstbild ist das Bild von dir, welches du dir mithilfe von Gedanken kreierst. Und genau dieses Bild ist es, worunter du dann häufig leidest. Das Selbstbild besteht aus wahnsinnig vielen ausgedachten Überzeugungen und Glaubenssätzen, die du über dich selbst hast. Es besteht aus Geschichten, die du dir über dich selbst erzählst. Viele Menschen, die sich von mir und meinem Team coachen lassen, kommen zu uns mit Glaubenssätzen und inneren Überzeugungen wie beispielsweise:

- Ich bin nicht gut genug.
- Ich bin nur gut genug, wenn ich etwas leiste.
- Ich bin zu langweilig.
- Ich bin nicht interessant.
- Ich bin nicht sympathisch.
- Ich bin nicht liebenswert.
- Ich bin nicht kommunikativ genug.
- Ich bin zu schüchtern.
- Ich bin nicht attraktiv genug.
- etc.

Und ich bin mir sicher, dass bei dieser zufälligen Aufzählung an inneren Überzeugungen der ein oder andere Punkt auch auf dich zutrifft. Das Problem mit Überzeugungen ist: Wir sind überzeugt von ihnen. Einzig und allein deshalb plagen sie uns so. Und einzig und allein deshalb ist es auch so schwierig, sie zu entdecken und aufzulösen. Wenn du also zum Beispiel über dich selbst denkst „Ich bin nicht attraktiv genug", dann gehst du davon aus, die Wahrheit über dich selbst zu denken. Wenn du dich unattraktiv oder nicht gut genug fühlst, dann gehst du davon aus, die Realität zu fühlen. Du erkennst in solchen Momenten nicht, dass du einfach nur dein subjektives, ausgedachtes Denken fühlst.

Bestimmt gibt es jetzt eine Stimme in dir, die sagt:

„Na ja, aber hör mal, dass ich nicht gut genug bin, ist doch nicht nur ausgedacht! Guck dir meine Vergangenheit doch einmal an! Da finden sich unzählige Erfahrungen und Erlebnisse, die klar aufzeigen, dass ich nicht gut genug bin. Schau mal, wie oft ich von Menschen abgelehnt wurde. Wie oft ich von Partnern verlassen wurde. Wie oft ich von anderen Menschen nicht gut behandelt wurde. Und wie oft ich Dinge im Leben einfach nur vermasselt habe! Wie also kannst du sagen, dass meine Überzeugung „Ich bin nicht gut genug" einfach nur ausgedacht ist?" Ich möchte dir das sehr gerne anhand einer kleinen Geschichte verdeutlichen.

Wie du dein negatives, limitierendes Selbstbild auflöst

Ich bin 21 Jahre alt und stehe mitten in einer großen Gruppe von Menschen auf einer Studentenparty. Ich bin umgeben von geselligen, gut gelaunten Menschen, die Lust darauf haben, sich zu unterhalten und eine gute Zeit zu haben. Ich selbst fühle mich aber angespannt, verunsichert und nervös. Ich spreche mit einer Frau, doch ich bin dabei so verkopft, dass es mir schwerfällt, die Unterhaltung vernünftig am Laufen zu halten. Ich bin so mit mir selbst und meinen Gedanken beschäftigt, dass ich mich auf die Frau gar nicht wirklich einlassen kann, und eigentlich nur zu 50 % mitbekomme, was sie mir erzählt. Der Grund, warum ich so angespannt bin, ist, weil ich einige Überzeugungen über mich selbst in mir trage, die mich extrem beeinflussen. Ich denke über mich selbst sinngemäß:

„Ich bin unsympathisch und werde von anderen selten gemocht. Ich gehöre einfach nicht dazu."

Da ich diese Überzeugung über mich habe, habe ich das Gefühl, mich stark anstrengen zu müssen, um von anderen gemocht zu werden. Ich habe das Gefühl: Ich muss genau die richtigen Dinge sagen. Ich muss der anderen Person nach dem Mund reden und darf ihr nicht widersprechen. Ich muss stets positiv drauf sein und viel lachen. Ich muss mich so geben, dass die andere Person mich gut findet. Ich habe also wahnsinnig viele schwierige Anforderungen an mich selbst. Diese Anforderungen und das viele Denken sorgen dafür, dass ich total angespannt bin. Sie sorgen dafür, dass ich mir überhaupt nicht erlaube, authentisch ich selbst zu sein. Sie sorgen dafür, dass ich mich krampfhaft verstelle. Und obwohl ich mich so anstrenge, gebe ich genau dadurch nach außen hin ein ungutes Bild ab.

Die Frau, die gerade mit mir spricht, fühlt sich in meiner Gegenwart nicht so wirklich wohl. Sie fühlt sich von mir nicht wirklich wahrgenommen. Das Gespräch bleibt krampfig und kommt nicht in den Fluss. Sie spürt, dass sie die Unterhaltung mit mir nicht mehr interessiert und dass sie lieber gehen möchte. Ich spüre das natürlich sofort, dass sie sich von mir abwenden will. Und weil ich mich nicht bedürftig und verletzlich zeigen möchte, tue ich so, als wäre ich selbst desinteressiert. Und so trennen sich unsere Wege auf eine relativ kalte und abrupte Art und Weise. Und ich bleibe mit dem Gedanken zurück: „Ich hab's ja gewusst! Ich bin unsympathisch! Hier ist mal wieder der Beweis! Mein Leben ist zum Kotzen. Ich bin zum Kotzen."

Was mir in diesem Moment allerdings nicht klar ist, ist eine ganz wichtige Unterscheidung: Die Frau hat sich nicht von mir abgewendet, weil ich unsympathisch bin. Die Frau hat sich von mir abgewendet, weil ich in diesem Moment unsympathisch auf sie gewirkt habe. Das ist ein haushoher Unterschied. Der Grund, warum zwischen der Frau und mir keine Chemie zustande kam, war nicht, dass ich nicht gut genug war. Der Grund war, dass ich mich selbst in einem Zustand befand, aus dem heraus keine Chemie zustande kommen konnte.

In anderen Worten: Nicht ICH war nicht gut genug. Höchstens mein Zustand war nicht gut genug. Doch bin ich mein Zustand? Bin wirklich ich derjenige, der „unsympathisch und nicht gut genug" ist? Das stimmt ja nicht. Denn wäre ich in einem anderen Zustand und würde ich andere Gefühle fühlen, könnte ein und dieselbe Person auf eine sympathische Art mit anderen Menschen kommunizieren. Mein Selbstbild und meine Glaubenssätze über mich selbst aber haben die komplette Begegnung mit dieser Frau von vornherein manipuliert und meine Wahrnehmung verzerrt. Mach dir also bewusst, dass all die negativen Erfahrungen aus deiner Vergangenheit viel weniger auf dich selbst zurückzuführen sind, sondern vielmehr auf deine Zustände und Gefühlsmuster zurückzuführen sind, die du dir nicht herausgesucht hast.

Aus dieser verzerrten Wahrnehmung und mit meinem suboptimalen Gefühlszustand heraus war ich nicht in der Lage, ich selbst zu sein. Und weil ich nun diese frisch bewiesenen inneren Überzeugungen in mir trage, laufe ich über diese Studentenparty und sehe überall nur Beweise dafür, das andere Leute mich nicht mögen. Ich deute jedes kleine Wegdrehen, jede kleine Handgeste und jeden uneindeutigen Blickkontakt als Ablehnung meiner Person. Ich suche mir Beweise für meine innere Überzeugung. Jede positive Annäherung, jedes Anflirten und jedes Interesse, das mir entgegengebracht wird, übersehe ich indessen, da es in meiner Realität nicht stattfindet. Mein Glaubenssatz verzerrt meine Wahrnehmung, sodass ich immer mehr Beweise für ihn finde. Und so wird mein Glaubenssatz stärker und stärker. Und weil mein Glaubenssatz so stark ist, manipuliert er auch die Resultate und Erfahrungen, die ich im Außen mache.

Dieses kleine Beispiel aus meiner persönlichen Geschichte zeigt dir wunderbar, wie sich dein Selbstbild und deine Glaubenssätze über die Jahre deines Lebens immer weiter verhärtet haben. Um diesen Prozess besser zu verstehen, schau dir den folgenden Kreislauf an, der oben links beginnt:

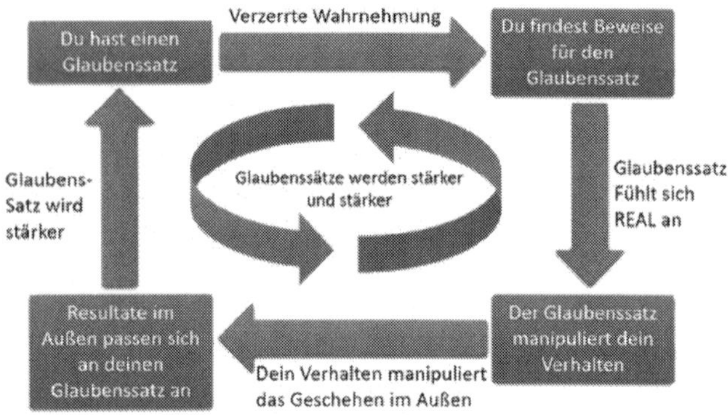
Du hast einen Glaubenssatz
Verzerrte Wahrnehmung
Du findest Beweise für den Glaubenssatz
Glaubenssatz Fühlt sich REAL an
Der Glaubenssatz manipuliert dein Verhalten
Dein Verhalten manipuliert das Geschehen im Außen
Resultate im Außen passen sich an deinen Glaubenssatz an
Glaubens-Satz wird stärker
Glaubenssätze werden stärker und stärker

In anderen Worten: Glaubenssätze sorgen nicht nur dafür, wie wir uns fühlen und wie wir uns selbst und die Welt sehen. Sie beeinflussen auch erheblich die Resultate, die wir in der Außenwelt bekommen. Und diese Resultate fallen dann meist so aus, dass sie unsere Glaubenssätze bestätigen. Nun ist es ja offensichtlich, wie ein Ausweg aus diesem Kreislauf aussehen muss: Es geht darum, diese alten, abgestandenen Glaubenssätze über uns abzuschwächen und aufzulösen, um aus unseren limitierenden Mustern auszubrechen und mehr im Kontakt mit unserem Selbstwertgefühl zu sein. Die Frage ist nun: Wie kommen wir aus diesem weiter vorne aufgeführten Kreislauf heraus? Wie können wir dafür sorgen, dass diese Glaubenssätze wieder schwächer werden können und wir uns in der Folge wieder wohler mit uns selbst fühlen können und unser Selbstwertgefühl steigen kann? Der Schlüssel liegt darin, die illusorische Natur unserer Glaubenssätze mehr und mehr zu erkennen. Mehr und mehr zu erkennen, wie unsere

Glaubenssätze verzerrt und ausgedacht sind.

Wie funktioniert das? Lass uns an dieser Stelle mal einen Glaubenssatz nehmen, der stark in dir wirkt. Ich bin mir sicher, dass du mittlerweile einen guten Glaubenssatz in dir parat hast. Nimm dir also einfach einmal jetzt innerlich einen Glaubenssatz zur Hand, von dem du vermutest, dass er in dir wirkt. Dieser Glaubenssatz braucht Beweise und Erfahrungen, die ihn bestätigen. Gäbe es keine Erfahrungen aus deiner Vergangenheit, die deinen Glaubenssatz bestätigen würden, könnte dieser Glaubenssatz nicht überleben.

Nun mach dir an dieser Stelle aber bewusst: Alle vergangenen Erfahrungen, die deinen Glaubenssatz bestätigen, waren ja bereits von deinem Glaubenssatz manipuliert. Die „Beweiserfahrungen" aus deiner Vergangenheit beweisen nicht, dass deine innere Überzeugung über dich selbst stimmt. Sie beweisen nur, dass du dich schon damals mit dieser inneren Überzeugung selbst limitiert hast. Mach dir bewusst: Deine komplette Vergangenheit war von vorne bis hinten überschattet von deinen limitierenden inneren Überzeugungen über dich selbst. Die Resultate, die du bekommen hast, waren manipuliert von deinen inneren Überzeugungen. Sie hatten viel weniger mit DIR als Person zu tun, sondern mehr mit dem Denken, das in dir stattfand. Wenn du auf der Suche bist nach Beweisen dafür, wie gut und wertvoll du bist, darfst du nicht in deiner Vergangenheit suchen. Deine Vergangenheit ist von vorne bis hinten verzerrt und völlig unbrauchbar, um Schlüsse zu ziehen. Du hast hier und jetzt die Möglichkeit, deine vergangenen Erfahrungen abzuhaken.

Beispiel gefällig? Nehmen wir meine Situation aus der Studentenparty: Wäre ich auf diese Feier gegangen mit einer inneren Überzeugung von „Ich bin okay, so wie ich bin, und total sympathisch", dann wäre ich entspannt über diese Party gelaufen. Ich hätte mich authentisch gezeigt und lockere Gespräche geführt. Ich hätte mich auf andere Personen einlassen können. Meine Resultate wären gewesen, dass ich auf dieser Party tolle Verbindungen mit anderen Menschen gemacht hätte. Genau der gleiche Mensch auf genau der gleichen Party – doch mit völlig unterschiedlichen Resultaten – einfach nur, weil er andere Glaubenssätze hat. Du bist nicht, wie du bist, weil du nun einmal so bist, wie du bist. Du bist so, wie du bist, wegen der Glaubenssätze, die du hast. Und diese Glaubenssätze können wir verändern. Denn sie bestehen nur aus Gedanken!

Deine Aufgabe: Gehe zukünftig durch deinen Alltag und beobachte dein eigenes Denken in den typischen Situationen, die dir schwerfallen.

- Welche Glaubenssätze wirken hier?
- Wie beeinflussen sie mich?

Schaue einfach einmal neugierig, ob es dir gelingt, weniger auf diese Glaubenssätze hereinzufallen als in der Vergangenheit. Der Schlüssel liegt darin, die Glaubenssätze in flagranti bei ihrem Wirken zu erwischen und sie zu durchschauen. Immer und immer wieder. Und auf genau diese Art und Weise können deine Glaubenssätze von Mal zu Mal schwächer werden. Das Stichwort hier ist Achtsamkeit.

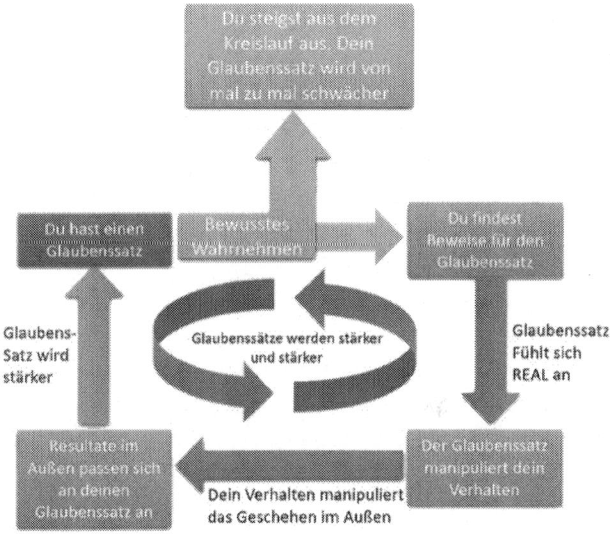

Abschließende Worte zum Inside-Out-Understanding und Gedanken

Zugegeben, über die letzten Seiten war es sehr theoretisch. Ich hoffe, du bist noch bei mir. Was du in den letzten Kapiteln gelernt hast, ist, dass deine Erfahrung und dein Erleben als Mensch durch dein Denken geformt werden. Du hast gelernt, dass du in einer Welt lebst, die von Natur aus keine Bewertungen und keine Wertigkeitsunterschiede hat. In den Augen des Lebens ist jeder Mensch, jeder Ort, jeder Gegenstand gleich. Gleich bedeutsam. Gleich wertvoll. Gleich okay. Erst mein Denken gibt allem eine von mir ausgedachte Bewertung. Und das gilt eben auch für dich. Du bist total okay, total wertvoll und auf einer Ebene mit allen anderen Menschen und Dingen um dich herum. Das ist so. Es ist ein Fakt. Gleichzeitig aber hast du mittels Gedanken die Möglichkeit, dir eine ganz andere Realität zu kreieren, in der du weniger gut bist. Mit genau diesem Denken immer besser umzugehen und diesen Mechanismus besser zu verstehen, ist ein großer Schlüssel dabei, in deinem natürlichen Selbstwertgefühl anzukommen, tiefen inneren Frieden zu erleben und damit erfüllter durch das Leben zu gehen.

Für mich persönlich war das damals ein riesiger Schritt in meiner Entwicklung. Ich erkannte, dass ich nur mein Denken über mich selbst fühle und nicht fühle, wie ich wirklich bin. Ich erkannte, dass ich mich zwar selbst verurteilen kann, aber niemals muss. Ich erkannte, dass es zu jedem negativen Gedanken, den ich über mich selbst fühle, eine alternative Betrachtungsweise gibt. Ich erkannte, dass egal welches ekelhafte und wahr erscheinende Selbstbild ich von mir selbst habe, es dennoch nie die ganze Wahrheit ist. Ich erkannte mehr und mehr, wie wenig Sinn es macht, mich zu verurteilen und negative Gedanken über mich zu führen, wenn ich doch genauso gut gar nicht über mich nachdenken kann und mich dann automatisch besser fühle.

Viel negatives Denken konnte in diesem Prozess ganz einfach wegschmelzen. Ich musste meine eigene Psyche in diesem Prozess nicht hart bearbeiten, oder mich intensiv mit mir selbst auseinandersetzen. Es war ein leichter und entspannter Prozess. Mit jedem Erkennen dessen, wie dieses Spiel mit den Gedanken funktioniert, konnten Stücke an limitierendem Denken einfach davon schmelzen wie ein Schoko-Eis an einem heißen Sommertag. Es war einfach. Und erstaunlich.

Nun haben wir viel über das Element „Gedanke“ gesprochen. Gedanken sind nicht nur der „Stoff“, aus dem deine vollständige Erfahrung entsteht. Gedanken sind auch das erste der 3 Prinzipien, aus diesem neuartigen Ansatz, auf den ich damals für mich gestoßen bin. Ich hoffe, du erinnerst dich. Das Erste der „3 Principles“ ist jetzt also gelüftet. Es sind die Gedanken. Der Stoff, aus dem unsere Realität entsteht und das Element, das unsere Gefühle „produziert“. Die spannende Frage an diesem Punkt ist: Wie gehe ich besser mit Gedanken um? Und was natürlich auch spannend sein dürfte, ist die Frage: Jetzt, wo das erste der 3 Principles gelüftet ist, was ist denn das zweite Prinzip? Beide Fragen wollen wir im nächsten Kapitel entspannt ergründen.

Nimm dir vorher bitte circa 10 Minuten Zeit für dich, um zu reflektieren, was dir in diesem Kapitel als bemerkenswert hängen geblieben ist, was dir geholfen hat, was du für dich Wichtiges gelernt hast:

PERSÖNLICHE KAPITELZUSAMMENFASSUNG

UMGANG MIT GEDANKEN UND BEWUSSTSEIN

Vor einiger Zeit hatte ich einen Coaching-Klienten namens Thomas. Thomas hatte große Probleme mit Eifersucht in seiner Beziehung. Er machte sich extrem viele Sorgen darüber, dass andere Männer attraktiver sind als er. Er hatte Angst davor, dass seine Partnerin ihn mit einem anderen Mann betrügt und er dann als Verlierer und – wie er es nannte – „Witzfigur" dasteht. Er legte viel Wert darauf, sich mit anderen Männern zu vergleichen und herauszufinden: Ist der besser, attraktiver oder selbstbewusster als ich?

In unserem Coaching sprachen wir viel darüber, wie er sich seine Realität kreierte. Welche Geschichten er sich über sich selbst erzählte und wie er die Welt sah. Thomas begann, mehr und mehr zu erkennen, dass sein „Problem" nicht andere Männer waren und auch nicht das Verhalten seiner Freundin – sondern, dass das „Problem" einzig und allein in seiner Gedankenwelt und seinen ausgedachten Überzeugungen begraben lag. Die Erkenntnisse halfen ihm insofern, als dass er aus seinen Gedankenspiralen häufiger aussteigen konnte und die ganzen Angst-Szenarien in seinem Kopf weniger ernst nahm. Doch immer und immer wieder „erwischte" es ihn und er verlor sich in intensiven Eifersuchtsattacken. Eines Abends lag Thomas in seinem Bett. Er hatte gerade seine Freundin verabschiedet, die auf dem Weg zu einer Feier von Freunden war. Natürlich lag Thomas im Bett und begann, wie wild darüber zu fantasieren, was seine Freundin auf dieser Feier alles anstellen könnte.

- Was ist, wenn sie Alkohol trinkt und dann ihre Kontrolle verliert und anfängt, hemmungslos mit einem anderen Typen rumzumachen?
- Was, wenn sie dort einen Mann sieht, der wesentlich selbstbewusster und attraktiver ist als ich?
- Was, wenn sie sich so in einen anderen Mann verguckt, dass sie mich früher oder später für ihn verlässt?
- Was sollen dann alle anderen von mir denken? Ich stehe ja dann als absolute Witzfigur da.
- In seinem Kopf tobten die wildesten Horrorszenarien und er sah seine Freundin immer und immer wieder heftig mit anderen Männern flirten. Thomas versuchte, sich mit seinen bisherigen Erkenntnissen über seine Gedanken aus diesem Sumpf zu befreien:
- Das sind ja alles nur Gedanken!
- Ich muss meine Gedanken einfach nur beobachten, damit die Gedanken ihre Intensität verlieren!
- Ich muss das alles gar nicht denken, ich kann das sein lassen!
- Das sind alles nur Gedanken und sie finden in Wahrheit gar nicht statt!

Doch so sehr er sich auch bemühte – Thomas litt wie ein Schlosshund unter seinem Denken. Und umso mehr er versuchte, dem Denken in sich etwas entgegenzubringen, desto schlimmer schien es zu werden.

Erschöpft von dem Gedankensturm in seinem Kopf kapitulierte er irgendwann. Er erkannte für sich: „Es bringt alles nichts. So sehr ich mich auch bemühe, die Gedanken bleiben da. Jetzt muss ich da halt einfach irgendwie durch.“ Und gemeinsam mit dieser Kapitulation geschah etwas absolut Bemerkenswertes.

Thomas rutschte – ohne es darauf abgesehen zu haben – von ganz allein in einen vollkommen neuen Zustand. Weil er für sich erkannt hatte, dass er seine Gedanken nicht effektiv bekämpfen konnte, begann er, seine Gedanken ganz einfach zu beobachten. Anstatt sich mit dem Denken in ihm auseinanderzusetzen, begann er sich das Denken einfach anzuschauen. Er beschrieb es, als würden seine Gedanken wie ein Film vor seinem geistigen Auge ablaufen. So als wäre er der Zuschauer von einem Kinofilm, der in ihm lief. Mit einem Mal veränderte sich sein Gefühlszustand. Er spüre, wie er gelassener wurde. Er fühlte, wie er sich entspannte. Er bemerkte, wie die Eifersucht in ihm nachließ. Im Nu befand sich Thomas in einem Zustand des tiefen, inneren Friedens. Er fühlte sich sogar richtig wohl und gut in seiner Haut. Die Horrorszenarien in seinem Kopf blieben bestehen und liefen weiter ab. Doch er betrachtete sie mit innerem Frieden und einem wohligen, entspannten und gelassenen Zustand.

Was war hier geschehen? Thomas machte in diesem Moment eine intensive Erfahrung des zweiten Prinzips der 3 Prinzipien:

Bewusstsein.

Thomas beschrieb, sich zu fühlen wie der Beobachter des Denkens, welches in ihm entstand. Und das ist präzise das, was er in Wirklichkeit auch war – und bis heute ist. Er ist der Beobachter seines Denkens (und auch Fühlens). Und das gilt – du kannst es dir wahrscheinlich vorstellen – nicht nur für ihn. Das gilt natürlich auch für dich und jeden anderen der nahezu 8 Milliarden Menschen auf diesem Planeten: Wir sind das, was unser Denken beobachtet: Bewusstsein. Wir sind das Bewusstsein, in dem Denken entstehen kann. Wir sind nicht der Gedankenproduzent und auch nicht der Leiter und Lenker des Denkens. Wir sind lediglich der Raum, indem es entsteht. Und weil das so ist, sind wir überhaupt erst in der Lage, unser Denken zu beobachten. Entspannen wir uns in dieser Essenz, die wir sind, landen wir zumeist in einem Gefühl des Wohlseins. Im bloßen Beobachten gibt es kein Leid und keinen Kampf. Im bloßen Beobachten gibt es nur ein Anerkennen dessen, was gerade ist – mit einem gesunden Abstand. Das ist genau das, was uns die großen Mystiker und „erwachten Menschen“ unserer Zeit immer wieder versucht haben zu erklären: Wohlsein ist etwas, das in uns selbst zu finden ist. Wohlsein ist, was wir sind. Wir finden Wohlsein nicht in der Außenwelt und auch nicht durch positives Denken. Wir finden Wohlsein, wenn wir uns in das hinein entspannen, was wir sind:

Bewusstsein, das bewusst wahrnimmt. Nicht mehr. Nicht weniger. Lebendiges, wahrnehmendes Bewusstsein. Wir sind das Lebendige. Wir sind Leben. Wir sind nicht unser Beruf. Wir sind nicht unser Name. Wir sind nicht die Rolle, die wir glauben, zu sein, wie Vater, Mutter, Ehepartner, oder Lehrer. Wir sind nicht unser Alter. Wir sind nicht das, was wir uns über uns selbst erzählen. Am Ende des Tages sind wir das, was wahrnimmt.

Stell dir einen Krug vor, den man mit Flüssigkeiten befüllen kann. Völlig egal, was du in den Krug tust – der Inhalt des Kruges wird niemals zum Krug selbst. Selbst wenn der Krug mit schmutzigem Spülwasser gefüllt ist – sobald das

Wasser ausgekippt wird, ist der Krug wieder völlig unberührt und unbeschadet von all dem dreckigen Wasser. Der Krug bleibt immer heil und immer ganz. Und du, liebe(r) Leser(in), bist der Krug. Nicht das, was den Krug tagtäglich füllt. Im Laufe unseres Tages, unserer Woche und unseres Lebens kommt unendlich viel Denken zu uns und verlässt uns kurz darauf wieder. Wir selbst sind die Konstante, die bleibt.

Was wir jedoch nicht sind, ist derjenige, der denkt. Der Schöpfer, Leiter und Führer der Gedanken. Das ist das große Missverständnis, dem viele Menschen unterlegen sind. Und wenn wir diesem Missverständnis unterliegen, dann sind wir versucht, auf unser Denken einzugehen, es zu bearbeiten, zu verändern, zu manipulieren oder zu bekämpfen – und das funktioniert meist nicht, sondern richtet nur zusätzlichen Schaden an.

Mein Klient Thomas aus meiner Geschichte verstand in dem Moment genau das. Er verstand es nicht nur rein rational und intellektuell, sondern er sah und fühlte es aus erster Hand. Er erkannte die Wahrheit in dem Ganzen. In diesem Moment musste er sich nicht mehr selbst einreden: „Das sind ja alles nur Gedanken! Ich muss die Gedanken gar nicht ernst nehmen!“ In diesem Moment wusste er das einfach. Er sah die Gedanken in sich entstehen und erkannte: Das sind Gedanken. Nicht mehr und nicht weniger. Und vor Gedanken brauche ich mich nicht fürchten.

Kleine Randnotiz an dieser Stelle: Der ein oder andere denkt sich jetzt vielleicht an dieser Stelle: „Nun gut, die Horrorszenarien in Thomas Kopf waren nur Gedanken –

doch was ist, wenn seine Freundin ihn auf der Feier wirklich betrogen hat? Das ist ja dann nicht mehr nur ein Gedanke!“ Denk daran, was wir auf den vorherigen Seiten besprochen haben: Die Welt kennt von Natur aus keine Bewertung. Für das Leben ist alles eins. Wir projizieren unser Denken auf die Welt – und dann fühlen wir genau das. Wenn Thomas Freundin wirklich mit einem anderen Mann fremdgegangen wäre – er hätte Trauer erlebt und vielleicht auch Wut und ein Gefühl von Minderwertigkeit. Doch die Gefühle, die in ihm entstanden wären, wären eine direkte Konsequenz seines Denkens und Bewertens gewesen, und nicht die Konsequenz aus den Handlungen seiner Freundin. Stellen wir uns vor, Thomas Partnerin wäre wirklich fremdgegangen und Thomas hätte sich daraufhin von ihr getrennt. Es ist gut möglich, dass Thomas einige Jahre später auf die Situation zurückgeschaut hätte und das Fremdgehen ganz anders bewertet hätte. Zum Beispiel wie folgt: „Julia hatte damals auf der Feier Sex mit einem anderen Mann. Ich kann jetzt verstehen, dass dieses Bedürfnis sehr, sehr stark in ihr war. Sie hat es sicherlich lange Zeit versucht zurückzuhalten, doch irgendwann einmal ist sie schwach geworden. Ich erkenne heute, dass es nichts mit mir zu tun hatte, sondern mehr mit den intrinsischen Bedürfnissen, die Julia schon immer mit sich rumgetragen hat. Und am Ende ist es ja auch gut gewesen, dass es dadurch zur Trennung gekommen ist. Denn die Beziehung hätte auf Dauer wohl ohnehin nicht funktioniert. Mit meiner heutigen Frau passt es viel besser.“ Mit dieser neuen Bewertung ein und derselben Situation hätte Thomas genau so viel Recht oder Unrecht gehabt, wie mit seiner leidvollen, qualvollen Bewertung. Nur, dass sich diese Form von Bewertung ganz anders angefühlt hätte.

An dieser Stelle ist es noch einmal wichtig, zwei Sachen sehr klar zu betonen: Ich will mit den Ausführungen nicht sagen, dass es darum geht, zu versuchen, negative Gedanken und Bewertungen umzukehren und ab sofort alles nur noch positiv zu bewerten. Das ist sehr anstrengend und funktioniert schlicht und ergreifend auch nicht. Wir Menschen haben sehr limitierten Einfluss auf unser Denken. Und zweitens: Ich will damit auch nicht die Intensität von Gefühlen schmälern. Ich weiß, wie kein anderer, wie intensiv Gefühle sein können und wie sehr wir unter ihnen manchmal leiden können. Dieses Verständnis, über das wir hier sprechen, sorgt nicht dafür, dass wir ab sofort über allen Dingen schweben und allem, was passiert, vollkommen neutral gegenüberstehen. Ganz im Gegenteil. Durch dieses Verständnis fühlen wir mehr – und doch leiden wir gleichzeitig nicht mehr so sehr unter den Gefühlen, die uns heimsuchen. Weil wir uns vor unserem Gefühl und das, was um uns herum passiert, nicht mehr so sehr fürchten, können wir unsere Gefühle mehr zulassen und einfach fühlen, ohne uns dabei in das Denken, das in uns geschieht, zu sehr hineinzusteigern.

PERSÖNLICHE KAPITELZUSAMMENFASSUNG

Bewusstsein und der Selbstwert

Zwei Prinzipien sind so weit erkundet. Gedanken und Bewusstsein. Gedanken interpretieren die Realität und Bewusstsein erweckt Gedanken zum Leben und macht eine Erfahrung davon. Lass uns an dieser Stelle noch einmal einen Abstecher in das Thema Selbstwert machen. Denn wir sind nun an einem Punkt angelangt, an dem wir dein Verständnis deines wahren Selbstwerts auf das nächste Level bringen können.

Bislang hing der Selbstwert, den du innerlich gefühlt hast, vollkommen von deinen Wertvorstellungen ab. Du hast dir mit Gedanken eine vollkommen eigene Vorstellung der Realität kreiert. Du hattest eine subjektive Interpretation davon, wie die Welt funktioniert und wie zum Beispiel auch „menschliche Wertigkeit" funktioniert. Teil dieser Vorstellung der Realität war beispielsweise vielleicht: Attraktive Menschen sind mehr wert als unattraktive Menschen. Oder: Extrovertierte Menschen sind mehr wert als introvertierte Menschen. Oder selbstbewusste Menschen sind mehr wert als schüchterne, unsichere Menschen. Oder: Erfolgreiche Menschen sind mehr wert als „erfolglose" Menschen. Und was dann in deiner Welt Erfolg, Attraktivität und Selbstbewusstsein genau ist, hast du dir ebenfalls selbst definiert. Am Ende des Tages entstand daraus ein komplexes Verständnis der Welt und ein komplexes Verständnis davon, was einen Menschen wertvoll macht und was nicht.

Nun, all das war und ist nicht mehr als subjektives Denken. Die Welt selbst, das Leben selbst, kennt dieses Verständnis nicht. Das Leben selbst kennt noch nicht einmal das Konzept des „Wertes". In den Augen des Lebens und der Welt bist du einfach nur. Du bist. Genau wie dieses Buch hier. Genau wie ich. Genau wie jeder andere Mensch. Jenseits deiner eigenen, subjektiven, ausgedachten Realität bist du also nicht wertlos. Was du über dich selbst denkst und fühlst, ist deine große, persönliche Illusion. Hinter dieser Illusion jedoch ist alles fein. Wir alle Menschen sind Bewusstsein. Und zwar nicht unterschiedliches Bewusstsein, nicht besseres und schlechteres Bewusstsein, sondern einfach nur ein und dasselbe Bewusstsein. Wir sind einfach alle gemeinsam wach, lebendig und wahrnehmend, auf genau die gleiche Art und Weise. Und das ist es, was wir in unserer Essenz sind. Und dann kommt das Denken dazu, welches unser Bewusstsein ausfüllt. Der eine Mensch wird von vorwiegend positiven Gedanken gefunden und erlebt womöglich viele Gefühle von Selbstbewusstsein, Vertrauen und Liebe. Der nächste Mensch hingegen wird von negativen Gedanken heimgesucht. Er erfährt womöglich viele Gefühle von Unsicherheit, Angst und Verunsicherung. Nun, es ist ja völlig klar, dass diese beiden Menschen unterschiedliche Resultate im Leben erzielen. Denn so, wie wir denken, so fühlen wir. Und so, wie wir uns fühlen, so verhalten wir uns. Und so führt positives Denken meistens zu erheblich besseren Resultaten als negatives Denken, ganz grob vereinfacht. Einer wird selbstbewusst und erfolgreich. Der andere hingegen gar nicht. Doch ändert das etwas an der Wertigkeit der beiden? Beide sind und bleiben Bewusstsein, das von Gedanken gefüllt ist, für das beide jeweils größtenteils nichts können. Und das ist es, was ich meine, wenn ich sage: Wir alle Menschen sind gleich. Wir sind aus dem gleichen Stoff und vor den Augen des Lebens ein und das Gleiche. Und das ist eine faktische Wahrheit. Um etwas anderes zu behaupten, müssen wir immer zuerst ein subjektives Weltbild aus Gedanken kreieren. Wenn wir aber schauen: Was ist denn wahr, jenseits unseres Denkens, so landen wir zwangsweise in der Tatsache, dass wir alle gleich sind – ganz egal, welche Attribute und Erfolge wir verkörpern. Unsere „Okayness" ist unsere Natur. Unser „genug sein" ist unsere angeborene Natur. Und diese Wahrheit finden wir nicht nur durch ein komplexes Auseinandernehmen unserer menschlichen Erfahrung durch Gedanken, so wie ich es gerade getan habe. Das Spannende ist: Wir finden diese Wahrheit auch sehr schnell in unserem Gefühl. Was meine ich damit? Ist es nicht spannend, wie wahnsinnig schnell wir in der Lage dazu sind, uns innerlich friedvoll zu fühlen? Vielleicht legst du dich nach einem anstrengenden Tag abends ins Bett und machst die Augen zu. Dein Verstand wird ruhig und du denkst einfach an nichts. Und plötzlich fühlst du Frieden und Ausgeglichenheit. Vielleicht gelingt es dir manchmal, beim Meditieren deine Gedanken größtenteils zu verlangsamen und sehr präsent zu werden – und abermals: Plötzlich fühlst du inneren Frieden und Ausgeglichenheit. Vielleicht sitzt du mit einem guten Freund oder Freundin in einer Bar und unterhältst dich ganz angeregt. Du bist so ins Gespräch vertieft, dass du dich selbst komplett vergisst und mental nur noch tief in dieses Gespräch vertieft bist – und plötzlich fühlst du keine innere Anspannung, keinen inneren Kampf, sondern einfach vollkommene „Okayness". Es ist tatsächlich so: Sobald wir einfach nur aufhören, wahnsinnig viel zu denken und vor allem wahnsinnig viel über uns selbst zu denken, landen wir immer und immer wieder automatisch in einem sehr, sehr natürlichen Gefühl des „okay-Seins“, des „gut-genug-Seins“, des inneren Friedens. Dieses Gefühl ist so wahnsinnig natürlich und fühlt sich selbst für dich so normal an, dass du es komplett übersiehst. Doch tatsächlich bist du tagtäglich im Kontakt mit deinem natürlichen Selbstwertgefühl. Du fühlst es wahrscheinlich täglich. Und es kommt, wenn du einfach nur damit aufhörst, über dich selbst nachzudenken. Dann fühlst du automatisch deine wahre Natur: Das „okay-Sein“.

Also jetzt einfach nicht mehr über mich selbst nachdenken?

Ich bin mir fast sicher, dass dir diese Frage beim Lesen kurz durch den Kopf geschossen ist. Nun, über Folgendes bin ich mir fast sicher: Vieles deines alten, negativen, abgestandenen Denkens wird sich im Laufe deines Entwicklungsprozesses auflösen oder nur noch abgeschwächt auftreten, ohne dass du großartig etwas dafür tun musst. Es wird einfach passieren. Und zwar so subtil, dass du Schwierigkeiten haben wirst, es überhaupt selbst mitzubekommen. Gleichzeitig wird es aber natürlich auch so sein, dass vieles von deinem Denken über dich selbst auch immer wieder wiederkehren wird. Denn das ist einfach, wie wir Menschen funktionieren. Wir denken über uns nach – und wir identifizieren uns nur zu gern mit unserem Ego. Wenn ich von unseren ausgedachten Illusionen spreche, dann sage ich nicht: „Höre auf, das zu denken!“ Ich sage vielmehr: „Denk das ruhig, aber mach dir klar, dass du absolut lässig mit diesem Denken umgehen kannst und du darin nie absolute Wahrheit finden wirst.“

Ich hatte vor einiger Zeit einen Coaching-Klienten, wir nennen ihn Karl, der sich vor beruflichen Meetings und Vorträgen immer schon viele Stunden vorher einen wahnsinnigen Kopf machte. Er spielte in Gedanken alle möglichen Szenarien durch und spielte sämtliche Befürchtungen durch, bis es ihn völlig irre machte. Dieses Denken sorgte dafür, dass er so wahnsinnig viel Anspannung und Angst mit in die Meetings nahm, dass er ein Schatten seiner selbst war und kaum in der Lage dazu war, auf einem normalen Level zu funktionieren. Nach unserer ersten Session fühlte er sich gut und war der Überzeugung, sich ab sofort nicht mehr mit diesem Denken so sehr im Weg zu stehen. Zu seiner Überraschung jedoch kam diese alte Denkgewohnheit ungefragt immer wieder auf. Karl wusste, dass ihm dieses Denken keinen Meter weiterhalf und versuchte, es daher zu unterbinden. Er versuchte, es entweder wegzudrücken, sich davon abzulenken oder das negative Denken mit positiverem Denken zu ersetzen. In ihm entstand so eine Art innerer Kampf gegen das Denken, das in ihm stattfand. Und er verlor diesen Kampf sehr regelmäßig. In unserer zweiten Session berichtete er mir davon. Mir kam in diesem Moment eine Metapher in den Sinn, die ich jetzt mit dir teilen möchte:

Wir schreiben das Jahr 2122. In dieser Zeit haben wir endlich die Technologie dieser „coolen" Hologramme entwickelt, die die Charaktere in Star Wars immer verwenden, um miteinander zu kommunizieren. Hologramme, die eine andere Person in Lebensgröße dreidimensional und realistisch vor der eigenen Nase erscheinen lassen. Stell dir vor, ich würde mich eines Tages in deine Wohnung schleichen, während du auf der Arbeit bist. In deinem Wohnzimmer würde ich ein Hologramm eines furchteinflößenden Zombies aufstellen, damit du dich bis aufs Mark erschreckst, wenn du nach Hause kommst. Im Neudeutschen würde man das wohl als „Prank“ bezeichnen. Als du abends nach Hause kommst und in dein Wohnzimmer gehst, siehst du plötzlich im Augenwinkel diesen Zombie und schreckst zusammen. Du machst einen erschrockenen Satz zur Seite und starrst das Monster mit weit aufgerissenen Augen an, während dir dein Herz bis zum Hals schlägt. Der Zombie erfüllt also genau seinen Zweck. Bei einer näheren Betrachtung fällt dir jedoch relativ schnell auf, dass es sich bei dem Zombie nicht um einen echten Zombie handelt, sondern um nichts weiter als ein Hologramm eines Zombies. Sofort kannst du dich innerlich entspannen und dich eventuell über meinen Streich sogar amüsieren. Der Zombie verliert seine furchteinlösende Macht über dich. Und obwohl er immer noch in deinem Wohnzimmer steht, hast du keine Angst mehr vor ihm. Du machst dich erst einmal locker und guckst dir das Teil in Ruhe an. Vielleicht findest du den Zombie auch so faszinierend, dass du dich dazu entscheidest ihn als Dekoration in der Wohnung zu behalten. Oder du entschließt dich, ihn morgen auf dem Weg zur Arbeit mit nach draußen zu nehmen und zu entsorgen.

Was passiert in diesem Szenario aber nicht? Was nicht passiert, ist, dass du das Hologramm hastig schnappst, und es verbissen zum Fenster hinauswirfst. Was auch nicht passiert, ist, dass du krampfhaft versuchst, das Hologramm des Zombies mit einer Wohnzimmerpflanze zu überdecken. Und darüber hinaus kommt es dir auch nicht in den Sinn, dich mit dem Zombie in einen verbitterten

Kampf zu begeben. Denn: In dem Moment, in dem dir die illusorische Natur des Zombies auffällt, kann der Zombie dableiben. Denn du weißt: Er ist nur ein illusorischer Trick, aber nicht die Wirklichkeit.

Nun, ganz ähnlich ist es auch mit unseren Gedanken. Sie sind ein faszinierender illusorischer Trick, der es immer wieder schafft, uns im ersten Moment hereinzulegen. Wenn ich jedoch erkenne, dass diese Gedanken nur „ein Hologramm" sind, dann muss ich sie nicht mehr zwingend rauswerfen oder überdenken. Ich kann die Illusion da sein lassen, ich kann das Denken da sein lassen, genau wie den vermeintlichen Zombie in meiner Wohnung. Ich muss nicht in den inneren Kampf mit meinem Denken verfallen und davon ausgehen: Nur wenn das Denken NICHT da ist, ist alles in Ordnung. Es ist immer alles in Ordnung – mit oder ohne das Denken. Du darfst es genau wie auch den Zombie einfach da sein lassen und musst nicht dagegen kämpfen. Und genau das ist der Schlüssel zum Umgang mit der Form von Denken, die dich limitiert. Denn was nun häufig passiert, ist, dass das Denken von allein zügig weiterzieht, weil du aufhörst, diesem Denken krampfhaft Energie und Aufmerksamkeit zu schenken. Und im schlimmsten Fall bleibt das Denken da, doch es saugt dir nicht mehr so viel Energie ab und zieht dich in seinen Bann. Es ist halt einfach da und nimmt ein bisschen Platz weg – aber mehr auch nicht. Und das, mein Lieber oder meine Liebe, ist voll und ganz im Angebot!

PERSÖNLICHE KAPITELZUSAMMENFASSUNG

Der Dualismus des Lebens

Du, lieber Leser oder liebe Leserin, bist auf der Flucht vor dem Unabdingbaren. Du versuchst vor etwas zu entfliehen, das so sicher wie das Amen in der Kirche bis zum Sterbebett Teil deines Lebens sein wird. Der Grund, warum ich das hier so unverhohlen über dich behaupten kann, ist, weil du damit nicht allein bist. Sondern mindestens grob geschätzte 7,8 Milliarden Mitstreiter hast. Ja, das ist fast die gesamte Weltbevölkerung. Und einen kleinen Teil dieser großen Masse an Menschen hatte ich schon vor mir – sei es in Coachings, freundschaftlichen Unterhaltungen oder auch einfach in YouTube-Kommentaren unter meinen Videos. Und dieses Muster findet sich bei fast allen Menschen: Es ist das Streben danach, das Unangenehme im Leben zu überwinden, aufzulösen, zu besiegen. Es ist das Streben nach einer Zukunft, in der man sich die ganze Zeit einfach gut fühlt und nicht immer wieder diese unangenehmen Gefühle dazukommen. Und genau dieses Streben haben die meisten Menschen – bewusst oder unbewusst. Nun sind wir aber diese Wesen mit diesem unglaublich faszinierenden Geschenk „Gedanken". Und dieses Element des Denkens befindet sich fast dauerhaft in einem fortlaufenden Wandel. Mal kommt mehr Denken, mal weniger, mal positiver, mal negativer. Und während wir Menschen zwar den Raum darstellen, in dem dieses Denken stattfindet, so haben wir darauf einen allenfalls limitierten Einfluss. Das Denken ist im permanenten Fluss und Wandel. Es ist daher absolut natürlich und plausibel, dass Denken manchmal in die negative Richtung rutscht und dann auch unangenehme Gefühle mit sich bringt. Es ist sozusagen unsere Natur, gelegentlich auch mit unseren negativen Gefühlen konfrontiert zu sein. Und diese negativen Gefühle – wie auch die positiven – sind kollektiv. Das heißt, sie sind auf eine gewisse Art und Weise nicht unser persönliches Bier, sondern sie betreffen uns alle. Jeden Einzelnen. Ich habe schon so viele Menschen kennengelernt, die sich für die Gefühle, die in ihnen passierten, stark verurteilten. Ich selbst habe mich zum Beispiel für „meine" Unsicherheit stark verurteilt. Bis mir klar wurde, dass es keinen einzigen Menschen auf der Welt gibt, der dieses Gefühl nicht mit mir teilt. Das Gefühl von Unsicherheit ist jedem Menschen bekannt. Dir, mir und auch allen anderen. Es ist ein geteiltes Gefühl. Es ist auf eine gewisse Art und Weise sehr natürlich für uns Menschen. Das zu begreifen, birgt ein großes Potenzial von Selbstakzeptanz und der Aufgabe von Selbstverurteilung.

Alle Gefühle sind nicht nur kollektiv, sondern sie sind auch natürlich in unser Leben eingebaut. Und das ist der Dualismus des Lebens. Das Gute wie das Schlechte, das Angenehme wie das Unangenehme wird immer ein Teil unserer menschlichen Erfahrung sein. Ein erfülltes Leben zu führen, bedeutet also nicht, alles Negative auszumerzen, bis nur noch Positives übrigbleibt. Ein erfülltes Leben zu leben, heißt, alles da sein zu lassen, die guten wie die schlechten Gefühle. Es bedeutet, alles am Leben anzunehmen und auch alles am eigenen Denken anzunehmen. In diesem Buch bekommst du alle Tools, die du brauchst, damit dir das souverän gelingt. Und damit darfst du liebevoll die Suche nach dem perfekten inneren Zustand aufgeben und erkennen, dass der perfekte innere Zustand für dich jetzt schon verfügbar ist und sich in der Akzeptanz und dem Loslassen findet. Du bist schon längst angekommen.

Klartext: Wie werde ich zu einer glücklichen, erfüllten Person?

Jedem Menschen, der auf diese Welt kommt, wird ein unbeschreiblich schönes und wichtiges Geschenk gegeben. Das ist das Geschenk des Denkens. Das Denken ist ein Werkzeug. Dieses Werkzeug des Denkens hilft uns dabei, uns durch diese Welt zu manövrieren. Vor allem aber lässt es uns diese Welt auch wirklich erleben. Gedanken machen uns zum fühlenden Wesen. Sie tauchen die Welt, in der wir leben, in einen bunten Farbtopf und schenken unserer Welt Bedeutung, die sie nicht von Natur aus in sich trägt. Dank des Elements Gedanke fühlen wir in jeder Sekunde unseres Seins. Wirklich in jeder Sekunde. Ohne dieses Denken wären wir gefühllose, halb tote Zombies, die nichts spüren und keine Bedeutung in ihrem Sein erleben könnten. Gedanken sind also ein wunderschönes Geschenk und zugleich extrem machtvolles Werkzeug. Und der Begriff „Werkzeug" ist hier ein wirklich gutes Stichwort. Weißt du, wie man einen Akku-Bohrer bedient? Weißt du, wie man einen Hammer benutzt? Ich gehe mal davon aus, dass du mit diesen Werkzeugen zumindest grob vertraut bist. Wie hast du damals gelernt, mit diesen Werkzeugen umzugehen? Im Falle des Akku-Bohrers hat dir vielleicht dein Vater irgendwann einmal gezeigt, wo der An-Schalter ist, wie du die Aufsätze austauscht und wie du ihn letztendlich verwendest, um eine Schraube in die Wand zu drehen. Fakt ist aber: Du hattest jemanden, der es dir erklärt hat. Im Falle des Hammers war es vielleicht anders. Hier hat es gereicht, dass du lediglich eine andere Person beim Verwenden des Hammers beobachtet hast und daraus schon vollkommen schließen konntest, wie man den Hammer benutzt. Du hast es dir einfach abgeschaut und übernommen.

Wie aber sieht es mit dem Werkzeug Gedanken aus? Dem mächtigsten Werkzeug, das dir je in die Hände gefallen ist? Nun, die Chancen stehen extrem gut, dass dir der Umgang mit diesem Werkzeug niemals vernünftig erklärt wurde. Nicht in deinem Elternhaus. Und schon gar nicht in der Schule. Konntest du dir den Umgang mit Gedanken von jemandem abschauen? Nein, auch das war nicht möglich. Denn wie willst du dir abgucken, wie jemand anderes mit seinem Denken umgeht? Der Prozess findet schließlich zu 99 % intern statt und ist von außen nicht sichtbar. Man hat dir also ein extrem machtvolles Werkzeug in die Hand gedrückt, doch bei der Frage, wie man es bedient, warst du vollkommen auf dich allein gestellt.

Wie lebt man ein glückliches und zufriedenes Leben? Es ist nicht so, dass uns unsere Gesellschaft keine Antwort auf diese Fragen liefert. Das tut sie durchaus. Doch fragt man unsere Gesellschaft danach, so deutet sie immerzu auf die Manipulation äußerer Einflussfaktoren:

- „Verschaffe dir Ansehen in der Gesellschaft!“
- „Verschaffe dir materielle Sicherheit in Form von finanziellem und materiellem Reichtum!“
- „Finde einen tollen Partner!“
- „Mache Karriere!“
- „Finde einen Job, der dir Spaß macht!“

Wenn es darum ging, glücklich zu sein, hast du also von unserer Gesellschaft gelernt, stets im Außen danach zu suchen. Es ging immer darum, die Außenwelt zu deinen Gunsten zu beeinflussen und zu formen. Und weil du so sehr damit beschäftigt warst, hast du dich mit dem machtvollen Werkzeug Gedanken noch nicht einmal auseinandergesetzt. Du hast es einfach von Tag 1 für selbstverständlich genommen, und es einfach so benutzt, wie es dir in die Hände gefallen ist. Es ist nicht deine Schuld – doch zugleich erklärt diese Tatsache fantastisch, warum du dir über die letzten Jahre mit dem Werkzeug Gedanken so viel Leid kreiert hast und dich hier und da limitiert hast. Was wir an dieser Stelle tun wollen, ist, uns auf simpelste Art und Weise anzuschauen, wie man das Werkzeug Gedanken benutzt, um ein glücklicherer, erfüllterer Mensch zu werden, der das Leben genießt und mit sich im Reinen ist. Denn wer mit seinem eigenen Denken richtig umgehen kann, hat den Schlüssel zu einem erfüllten Leben. Und es ist sicherlich nicht so, wie du denkst.

Gefühl folgt Gedanke

Jeder Gedanken ist für uns fühlbar. Mal mehr, mal weniger intensiv. Denke ich darüber nach, was für ein mittelmäßiger Versager ich bin, und kaufe mir dieses Denken zugleich auch noch ab, wird es sich für mich vermutlich ziemlich intensiv anfühlen. Denke ich an einen rosa Elefanten, löst dieses Bild vermutlich keinen sonderlich großen Gefühlssturm in mir aus. Fakt ist aber: Unser Fühlen folgt unserem Denken. Zuerst denken wir, und unsere Gefühlswelt folgt dann diesem Denken.

Als ich ein Kind war, war ich im Sommer oft an unserem Badeplatz im Fluss baden. Der Badeplatz war eine große Wiese, die von Gestrüpp und Büschen umgeben war. Eines Tages lief ich an dem Gestrüpp entlang, als ich plötzlich zusammenzuckte und einen erschrockenen Satz zur Seite machte. Innerhalb von Bruchteilen einer Sekunde schlug mein Herz bis zum Anschlag und ich verspürte ein intensives Gefühl von Angst und Ekel. Grund für meinen schlagartigen Emotionsausbruch war eine (kleine) Schlange, die ich im Augenwinkel im Gestrüpp erspäht hatte. Bis zum heutigen Tage fühle ich mich in der Gegenwart von Schlangen nicht besonders wohl und meide diese Tiere lieber. Als Kind war dieses Muster erheblich stärker ausgeprägt. In einem solchen Fall liegt die Vermutung nahe, zu sagen: Mein Gefühl (die Angst und das Ekelgefühl) folgte nicht meinem Denken, sondern war eine direkte Reaktion auf die Schlange im Gebüsch. Nun, als ich einen vorsichtigen zweiten Blick in Richtung der Schlange warf, erkannte ich: Es war gar keine Schlange, sondern ein altes Bootsseil, das im Gestrüpp vor sich hin moderte. Was zeigt uns das: Ich war mittels des Elements Gedanken in der Lage dazu, auch in absoluten Bruchteilen einer Sekunde eine gedankliche Bewertung zu fällen. Und zwar die Bewertung: „Da ist eine Schlange und Schlangen sind eklig!“ Sofort folge meine Gefühlswelt dieser gedanklichen Bewertung. Und genau so funktioniert es für uns im Laufe des Tages meistens. Meistens jedoch erfolgt diese Reaktionskette so schnell, so intuitiv und geölt, dass wir das Gefühl haben, mit unseren Gefühlen direkt auf die Außenwelt zu reagieren. Doch damit liegen wir immer falsch. Was können wir hieraus an praktischen Implikationen herausnehmen?

Unsere Gefühle als Warnsystem

Da unser Denken uns immer und immer wieder so raffiniert eine Realität kreiert, die uns so wahnsinnig wirklich erscheint, ist es ein absolutes Ding der Unmöglichkeit, dem eigenen Denken immer auf die Schliche zu kommen und das eigene Denken fortlaufend zu beobachten. Denken passiert in uns so wahnsinnig schnell und zumeist auch so unbewusst, dass wir es nicht fortlaufend beobachten können.

Was wir aber tun können, ist unser Gefühl zu beobachten. Denn in den meisten Situationen des Lebens haben wir einen halbwegs guten Zugang zu unserer Gefühlswelt. Und weil unsere Gefühle ein direktes Abbild unseres Denkens sind, sind unsere Gefühle ein perfektes Warnsystem. Unser Gefühl gibt uns in jedem Augenblick Informationen darüber, wie es gerade um die Qualität unseres Denkens bestellt ist. Unser Gefühl gibt uns darüber hinaus in jedem Moment ein klares Indiz darüber, ob wir unserem Denken gerade vertrauen sollten oder nicht. Fühlst du dich zum Beispiel aufgerieben, ängstlich, nervös, angespannt, oder verunsichert, ist es ein klares Zeichen für dich: Hey, schau dir mal an, wie deine Gedankenwelt gerade aussieht! Was geht da gerade eigentlich ab? Willst du gerade wirklich mit all dem Denken in deinem Kopf verschmelzen? Oder ist es vielleicht sinnvoll, jetzt gerade dein eigenes Denken nicht so unreflektiert als absolute Wahrheit aufzunehmen?

Wie ist es andersherum, wenn du dich zum Beispiel sehr klar, entspannt, gelöst oder sehr „Liebe-voll“ fühlst? Ist das ein Zeichen dafür, dass dein Denken gerade die Wahrheit spricht und dir ein akkurates Bild der Realität liefert?

Nein, natürlich nicht. Dein Denken ist immer noch genauso subjektiv wie immer. Aber: Jetzt in diesem Fall tut dein Denken, wozu es in jedem Fall da ist: Es unterstützt dich, es hilft dir, eine schöne Erfahrung des Lebens zu machen. Es lohnt sich in diesem Moment, deinem Denken zu vertrauen. Für gewöhnlich wirst du von hier aus die richtigen Entscheidungen für dich treffen und die Welt und dich selbst in einem Licht sehen, das dir das gibt, was du willst: Erfüllung, Zufriedenheit, Glück und inneren Frieden.

Und wo du mit deinem Denken aktuell stehst, lässt sich immerzu von deiner Gefühlswelt ableiten. Daher: Frage dich immer wieder: Wie fühle ich mich gerade? Und was sagt das über mein Denken aus? Sollte ich gerade darauf einsteigen? Oder lieber eine gesunde Distanz halten?

PERSÖNLICHE KAPITELZUSAMMENFASSUNG

Häufiger Fehler: Die Gedankenpolizei

Kürzlich hatte ich ein Coaching mit einem jungen Typen namens Flo. Wir hatten zuvor bereits 2 Sessions und Flo hatte schon einige Erkenntnisse darüber gesammelt, wie er sich seine Realität kreiert und wie seine Erfahrung als Mensch funktioniert. Dennoch kam Flo ziemlich gestresst in unsere Session. Man merkte direkt, dass er nicht im Saft stand und ziemlich ausgelaugt war. Ich fragte ihn, was los sei. Er antwortete: „Puh. Ich empfinde es einfach als unglaublich anstrengend, die ganze Zeit mein Denken zu kontrollieren. Mein Kopf produziert so viel negatives Zeug. Es ist extrem mühsam, all den negativen Kram in meinem Kopf in was Positives zu verwandeln. Ich frage mich langsam, was mit mir eigentlich nicht stimmt, dass ich die ganze Zeit so negativ denke." In diesem Moment merkte ich sofort, dass Flo einem ganz typischen Missverständnis unterlegen war, das sehr weit verbreitet ist unter allen Menschen, die sich mit ihrem eigenen Denken beschäftigen.

Ich nenne dieses Missverständnis „Gedankenpolizei spielen". Gedankenpolizei zu spielen heißt: Ich kontrolliere die ganze Zeit mein eigenes Denken und versuche, es dann zurechtzuweisen. Ich versuche, mein Denken die ganze Zeit zu beeinflussen, zu manipulieren und in etwas Positives zu verwandeln. In einer perfekten Welt wäre das sicherlich auch eine ziemlich sinnvolle Strategie: Hey, wenn positives Denken zu positiven Gefühlen führt, dann sollte ich zusehen, dass ich ab sofort nur noch positiv denke und negative Gedanken sofort unterbinde. Es gibt sogar eine ganze Bewegung, die die Strategie des „Positive Thinking" propagiert. Du musst immer positiv denken, dann hast du auch positive Gefühle und gehst zufrieden durchs Leben. Dummerweise aber funktioniert das in den seltensten Fällen. Warum? Weil sich unser Denken nicht einfach nach Belieben kontrollieren lässt. Jeder kennt das, dass sich der Kopf um eine bestimmte Sache kreist. Und so sehr man versucht, an etwas anderes zu denken, so landet man doch nach wenigen Sekunden wieder beim Ursprungsgedanken und dreht sich damit im Kreis. Unser Denken ist kein zu 100% zähmbares Tier, das man einfach positiv dressieren muss, bis es spurt. Ich kann es zwar versuchen, doch zumeist endet das in völliger Erschöpfung und erfordert mittelfristig einen massiven Energieaufwand, den kaum jemand stemmen kann. Und: Glücklich und erfüllt bin ich dabei auch nicht. Wie also gehe ich stattdessen mit meinem Denken um?

Als Student war ich ständig mit dem Fernbus unterwegs. Fast jeden Monat bin ich mit dem Bus irgendwie quer durch Deutschland gefahren. Der eindrucksvollste Busbahnhof war der ZOB in Berlin. Der ZOB Berlin ist einfach eine riesig große Fläche mit zahllosen Haltestellen, wo ein Bus nach dem nächsten einfährt. Du sitzt an deiner Haltestelle und siehst die Busse nacheinander einfahren und fragst dich: „Wo fährt der hin? Ist das der Bus, der mich an mein Ziel bringt?“ Die meisten Busse haben ein Ziel, wo du nicht hinwillst. Also steigst du in diese Busse nicht ein. Kommt der Bus mit deiner Zieldestination, steigst du ein und lässt dich von ihm an dein Ziel bringen. Was du nicht tust, ist in jeden Bus einzusteigen und den Busfahrer dazu zu überreden, dich dort hinzubringen, wo du hinwillst. Das wäre sehr aufwendig und zumeist aussichtslos. Genau das ist es aber, was manche Menschen versuchen, mit ihren

Gedanken zu tun. Die Busbahnhof-Metapher ist eine tolle Metapher zum Umgang mit unserem Denken: Du bist nicht der Busfahrer, sondern du bist derjenige, der von außen auf all diese Gedankenbusse schaut, die in deinem Bewusstsein ein- und ausfahren. Du willst diese Gedankenbusse nicht alle kontrollieren und beeinflussen. Du machst es einfach wie folgt: In die Busse, die dich nicht dahin bringen, wo du hinwillst, steigst du einfach nicht ein. Du lässt sie einfach einfahren, sie kurz an deiner Haltestelle haltmachen und nach einer Weile werden sie von sich aus weiterfahren. Kommt da der Bus „Ich bin einfach nicht gut genug" oder der Bus „Ich werde einsam und allein sterben!", so darf der Bus einfahren, kurz verweilen und dann weiterfahren. Es ist nicht deine Aufgabe, diese Gedankenbusse zu manipulieren, zu verändern oder zum schnellen Wegfahren zu motivieren. Du steigst einfach nicht ein und fertig. Und du bleibst in diesem Szenario so passiv wie derjenige, der an der Haltestelle sitzt und einfach nicht einsteigt. Und was passiert, wenn da so ein super düsterer, negativer Gedankengang einfährt, der absolut echt wirkt und dich direkt in die schlimmsten Horrorszenarien hinabzieht? Schau mal, Denken ist einfach nur Denken. Es ist die Farbe, mit der du dir die Welt anstreichst. Du streichst dir damit deine Mitmenschen an, deine Stadt, deinen Beruf und auch dich selbst. Dein Denken ist nie die absolute Wahrheit. Kein Denken in deinem Kopf ist so wahr, dass du dazu gezwungen bist, es für die absolute Realität zu halten und auch so zu behandeln. Kein Denken ist so wahr, dass du dazu gezwungen bist, etwas damit zu machen. Du darfst jedes Denken – wirklich JEDES Denken – da sein lassen. Du darfst jedes Denken – egal ob positiv oder negativ – mit einer Prise Salz und Leichtigkeit nehmen.

Vor einiger Zeit hatte ich eine junge Coaching-Klientin namens Josephine. Josephine hatte eine schwere Depression und war damit auch in therapeutischer Behandlung. Die Diagnose hatte ihr ein Psychologe gegeben und daraufhin auch direkt mit ihr Mechanismen zum Umgang mit dieser Depression erarbeitet. Als sie zu mir ins Coaching kam, beschrieb sie mir, wie sie aktuell versuchte, aus dieser Depression auszubrechen: „Ich versuche, mir klare Strukturen in meinem Alltag zu implementieren und mich dann einfach an diese Strukturen zu halten. Das ist zum Beispiel Sport machen, spazieren gehen, oder etwas für die Uni tun. Denn wir haben in der Therapie erarbeitet, dass das Dinge sind, die mir guttun. Aber es ist ein Kampf. Ich tue mir schwer. Ich fühle mich ohnehin schon überfordert und energielos." Ich kannte Josephine schon eine ganze Weile, ich kannte ihre Situation, ich kannte ihre Geschichte und auch viele ihrer Denkmuster. Also sagte ich zu ihr:

„Josephine, ich will dir an dem Punkt keine Handlungsempfehlung geben und dir auch nichts Widersprüchliches zu dem sagen, was dein Psychologe mit dir erarbeitet. Ich werde nun einfach ein bisschen was aus meiner Erfahrung erzählen und dir ein paar Impulse geben. Ich bitte dich aber darum, wirklich für dich selbst zu prüfen: Was ist mein stimmiger Weg? Was bringt mich weiter? Was fühlt sich für mich gut und stimmig an? Was passt gerade gut zu mir? Höre nicht einfach blind auf das, was ich sage. Aber höre auch nicht einfach blind auf das, was dir dein Psychologe, deine Eltern, dein Freund oder sonst wer sagt. Prüfe die Dinge für dich auf Stimmigkeit und entscheide für dich, was du übernehmen willst. Denn du bist der größte Experte für dich selbst. Hier ist, was ich dir erzählen möchte:

Nummer 1: Meine Vermutung ist: Du erzählst dir gerade sicherlich tagtäglich eine Geschichte. Es ist die Geschichte: ´Ich bin stark depressiv und muss da jetzt rauskommen!` Frage dich einmal selbst: Wie fühlt sich diese Geschichte für dich an, wenn du sie dir 100%ig abkaufst? Ich kann mir vorstellen: Sich täglich diese Geschichte zu erzählen fühlt sich schon allein extrem depressiv an. Wie würde sich dein Leben eventuell anfühlen, wenn du dir diese Geschichte fortan gar nicht mehr erzählen würdest? Besser oder schlechter?

Der zweite Punkt: Stell dir vor, du stehst an einem kleinen Teich. Der kleine Teich ist ziemlich aufgewühlt und schlägt Wellen. Du aber willst, dass die Oberfläche glatt und flach ist. Was tust du? Nun, wenn du clever bist, dann tust du einfach gar nichts. Stattdessen wartest du ab. Denn es ist die Natur des Teiches, dass Wellen mit der Zeit abebben und die Oberfläche wieder schön glatt wird, wenn man den Teich einfach nur ein bisschen in Ruhe lässt. Was du aber momentan tust, ist den Teich dauerhaft aufzuwühlen. Du versuchst, den Teich zu manipulieren und zu beeinflussen. Metaphorisch gesprochen schmeißt du Steine in den Teich, versuchst, die Wellen mit deinen Händen einzufangen. Damit aber bewirkst du genau das, was du versuchst, zu vermeiden: Der Teich bleibt aufgewühlt und unruhig, wegen deiner Art und Weise mit ihm umzugehen. Deine Gefühlswelt aktuell ist wie der Teich. Sie ist aufgewühlt und unruhig. Doch Gefühle kommen und gehen – es liegt in ihrer Natur, dass sie sich genau so verhalten. Sie kommen und gehen. Noch kein Gefühl ist bisher dauerhaft bei dir geblieben. Jedes Gefühl, dass du jemals hattest, ist irgendwann weitergezogen. Wir Menschen tendieren gerne einmal dazu, negative Gefühle festzuhalten. Wir halten negative Gefühle fest, indem wir versuchen, die negativen Gefühle zu bearbeiten beziehungsweise gegen sie anzukämpfen. Durch diesen inneren Widerstand und das Ankämpfen gegen das Gefühl produzieren wir noch mehr negatives Denken, welches nicht dafür sorgt, dass wir uns besser fühlen, sondern nur dafür sorgt, dass wir uns schlechter fühlen und die negativen Gefühle nur noch länger bleiben. Dabei sitzen wir die ganze Zeit auf einer super natürlichen Lösung: Das negative Gefühl geht von selbst, wenn wir es einfach in Ruhe da sein lassen. Genauso wie sich der kleine Teich von allein beruhigt, wenn du ihn einfach lässt. Meine Vermutung ist, dass du deine negativen Gefühle momentan nicht da sein lässt, sondern dich in einem Kampf mit ihnen befindest. Dass du versuchst, deine negativen Gefühle innerlich zu bearbeiten oder zu bekämpfen. Kein Wunder, dass du dich ausgelaugt fühlst. Wenn ich mich schlecht fühle oder in einer unguten Phase bin, akzeptiere ich diese Phase und vertraue darauf, dass mein System von ganz allein zu einem ausgeglichenen Grundzustand zurückkehrt."

Als ich Josephine zwei Wochen später zu unserer nächsten Session sah, blickte ich in vollkommen andere Augen. Statt fahle Augen, die auf halbmast standen, waren die Augen wieder weit offen und strahlend. Als sie in unsere Zoom-Sitzung kam, strahlte sie mich mit einem breiten Grinsen an. Josephine hatte sich von ihrer Depression komplett befreit und es ging ihr gut und sie fühlte sich stabil. Diesen Zustand hatte sie sich nicht erkämpft oder erarbeitet. Sie hatte diesen Zustand einfach geschehen lassen. Nun, ich erzähle dir diese Geschichte nicht, um dir zu erklären, wie du dich aus einer Depression befreist. Der Weg aus einer Depression gestaltet sich für jeden Menschen anders. Was aber kannst du für dich konkret aus dieser Geschichte mitnehmen für deinen Umgang mit deinen Gedanken und Gefühlen? Unser menschliches System ist wahnsinnig ausgeklügelt. Dein persönlicher Grundzustand ist ein Zustand der geistigen Klarheit, Entspannung und Wohlbefinden. Ja, genau das ist dein absolut natürlicher Grundzustand. Dein System ist darauf ausgelegt, immer und immer wieder zu diesem Zustand zurückzukehren, ohne dass du etwas dafür tun musst. Negative Gedanken und Gefühle ziehen dann am schnellsten weiter, wenn du einfach nur nichts mit ihnen tust. Du lässt sie einfach da sein und fühlst sie in einer vollkommenen Beobachterrolle. Leider sind sich viele Menschen dem nicht bewusst. Sie versuchen, ihre Gedanken und Gefühle zu lösen, als gäbe es hier etwas zu lösen. Und damit halten sie ihre negativen Gefühle fest und machen sie noch intensiver.

Dissoziation vom eigenen Denken

Eine Sache, die ich immer wieder bei Menschen beobachte, ist, dass sie sich für ihr eigenes Denken verurteilen und ihr eigenes Denken „persönlich“ nehmen. So, als wären sie für ihr Denken verantwortlich.

- „Ich schaffe es einfach nicht, positiv zu denken!“
- „Ich denke so viel darüber nach, was andere von mir denken! Warum kann mir das nicht einfach egal sein?“
- „Ich schaffe es einfach nicht, unter Menschen entspannt

zu sein, weil ich die ganze Zeit Angst habe, etwas Falsches zu sagen und dann abgelehnt zu werden."

Die Menschen erkennen ihr eigenes Denken, aber sie nehmen es persönlich. Sie beziehen es auf sich selbst. Sie erzählen sich die Geschichte „Ich bin derjenige, der dieses negative Denken immer wieder produziert!". Und was passiert, wenn ich mir diese Geschichte erzähle? Dann leide ich nicht nur unter dem negativen Denken, das in mir passiert, sondern ich leide auch noch darunter, dass ich mich selbst dafür verurteile. Vor nicht allzu langer Zeit hatte ich einen Mann in meinem Coaching, der große Schwierigkeiten damit hatte, seine Meinung und seine Bedürfnisse zu kommunizieren. In seiner Partnerschaft ordnete er sich immer unter und machte sich klein. Er redete sich selbst ein, nicht gut genug für seine Partnerin zu sein und ständig um ihre Liebe kämpfen zu müssen. In einer unserer Sessions machte ich mit diesem Mann eine sogenannte „Teilearbeit". In der Teilearbeit schaut man sich in einer leichten Trance die unterschiedlichen Anteile an, die innerhalb der Psyche eines Menschen wirken. So bemerkte dieser Mann in unserer Session:

In mir gibt es den Anteil, der super selbstbewusst ist und genau weiß, was er will. In manchen Momenten des Lebens ist genau dieser Anteil auch stark präsent. Doch gleichzeitig gibt es auch den Anteil in mir, der ängstlich ist und sich überall versucht anzupassen. Der Anteil macht das, um nicht von anderen Menschen verstoßen oder verlassen zu werden. Und nun stehen genau diese beiden inneren Anteile in einem Zielkonflikt. Der eine will so sein, wie er ist, und der andere will sich anpassen.

Mit dieser Erkenntnis ging der Mann aus dem Coaching. Als ich ihn zwei Wochen später wiedersah, hatte sich bei ihm wahnsinnig viel getan. Er beschrieb mir, dass er nun den ängstlichen inneren Anteil immer dabei erwische, wie er versucht, sich unterzuordnen und anzupassen. Er beschrieb, dass er sich seit der letzten Coaching Session viel besser fühle und ihm der Umgang mit diesem inneren Anteil viel leichter falle als zuvor.

Was war geschehen? Und warum erzähle ich dir von diesem Mann? Die Teilearbeit, die ich mit diesem Mann gemacht hatte, hatte dafür gesorgt, dass dieser Mann unterbewusst aufgehört hatte, sich mit seinem eigenen Denken zu identifizieren. Wenn die ängstlichen Muster in ihm aufkamen, identifizierte er sich nicht mehr mit ihnen, sondern sah die ängstlichen Muster als einen Anteil, der in ihm wirkte. Durch diese sogenannte Dissoziation von dem Denken in ihm gelang es dem Mann, mehr Abstand zu den Gedanken herzustellen und gegenüber dem eigenen Denken mehr in der Beobachterrolle zu sein, statt mit dem Denken zu verschmelzen.

Damit hatte er auf Umwegen eine wichtige Erkenntnis gewonnen: „Ich bin nicht mein Denken! Denken ist etwas, das in mir passiert!". Mein Appell an dich an dieser Stelle ist: Erkunde diese Erkenntnis in nächster Zeit für dich selbst: Wie sehr verschmilzt du mit deinem Denken und machst dich später für dein Denken und dein Fühlen verantwortlich? Was passiert, wenn du das Element Gedanken mehr als etwas erkennst, das schlichtweg in dir geschieht, und du bist nichts weiter als der Raum, in dem es geschehen kann? Nicht mehr und nicht weniger.

Das große „Gedankenexperiment“

Lass mich einmal eine Sache über dich raten: Du bist ziemlich gut darin, dich mit anderen Menschen zu vergleichen. Ganz besonders vergleichst du dich mit anderen Menschen, die „weiter“ oder „besser“ als du sind. Und dann fühlst du dich schlecht und nicht gut genug. Na, stimmts oder habe ich recht? Keine Sorge. Dieses Muster haben fast alle Menschen, du bist damit nicht allein. Mit dem folgenden kleinen Gedankenexperiment möchte ich das Thema Umgang mit Gedanken rund machen, zugleich aber auch dafür sorgen, dass dein dauerhaftes Vergleichen mit anderen Menschen drastisch abnehmen kann:

Wie wir Menschen denken, beeinflusst ganz massiv, wie wir uns verhalten und was wir in dieser Welt anstellen. Haben wir zum Beispiel viel negatives Denken, dem wir glauben, fühlen wir uns häufig schlecht. Und wenn wir uns schlecht fühlen, dann beeinflusst das natürlich auch unser Wirken in der Welt. Dann sind wir vermutlich motivationslos, trauen uns weniger zu, backen kleinere Brötchen und ziehen uns eher zurück. Wie erfolgreich, angesehen und beliebt Menschen sind, hängt also tatsächlich zu einem großen Teil davon ab, welches Denken Menschen haben.

Nun, niemand sucht sich sein Denken aus. Elon Musk ist nicht eines Morgens aufgewacht und hat gesagt: Ab sofort werde ich einen genialen Gedanken nach dem nächsten genialen Gedanken denken, und darüber hinaus so viele mutige Gedanken haben, dass ich meine genialen Gedanken auch noch alle in die Tat umsetzen werde. Nein, auch ein Elon Musk kontrolliert nicht, welche Gedanken ihm kommen. Sie kommen einfach. Ganz genau wie bei dir. Eine Person für ihre Gedanken oder ihre Gefühle zu verurteilen, macht also keinen Sinn. Und wie wir schon zuvor besprochen haben: Auch dich selbst für deine Gedanken und Gefühle zu verurteilen, macht keinen Sinn. Es geht aber noch einen Schritt weiter: Wenn Gedanken und Gefühle der Haupt-Einflussfaktor für Erfolg und Auftreten sind, macht es auch keinen Sinn, Menschen für ihren Erfolg zu bewundern oder ihren Misserfolg zu verurteilen. Ich selbst bekomme zum Beispiel ziemlich viele Komplimente und viel Bewunderung für meine Arbeit. Es passiert ständig, dass Menschen mir inbrünstig danken und sagen, dass ich ihnen sehr stark geholfen habe oder ihr Leben verändert habe. Man könnte meinen, dass mich das mit sehr viel Stolz erfüllt. Nun, so ist es meistens aber nicht. Wenn Menschen mir danken, dann freue ich mich, doch ich beziehe die Lobpreisung nicht wirklich auf mich. Das, was ich getan habe, um der Person zu helfen, entstand aus mir heraus mit einer Leichtigkeit. Ich habe größtenteils nichts dafür getan, außer einfach zu sein. Wieso sollte ich mir etwas auf die Lobpreisung einbilden? Es mach keinen Sinn. Nun könnte man sagen: Das ist aber sehr schade, dass du dich selbst des Gefühls des „stolz-Seins" beraubst. Das ist doch ein tolles Gefühl. Ja, das stimmt. Aber Stolz ist nicht das höchste Gefühl, das es gibt. Stolz ist selten mehr, als ein kurzer Ego-Boost, ein kleines Feuerwerk, das kurzzeitig in einem abbrennt. Wer sich auf dieses Gefühl verlässt, ist verloren. Es gibt tiefgreifendere Gefühle, die viel nachhaltiger und genauso schön sind. Zum Beispiel das Gefühl, bedingungslos mit sich im Reinen zu sein und inneren Frieden zu erleben, völlig unabhängig von der eigenen Leistung oder Bewertung anderer Menschen.

Auf die gleiche Art und Weise gehe ich mit Kritik oder sogar Spott um. Ich höre mir die Kritik an und bin dankbar für die Schlüsse und Erkenntnisse, die durch die Kritik in mir entstehen. Doch ich nehme Kritik nicht wahnsinnig persönlich und beziehe sie auf mich. Denn ich erkenne, dass ich mit dem limitierten Denken, das in diversen Situationen in mir entstand, vermutlich ziemlich das Maximum aus allem herausgeholt habe. Deshalb erlaube ich es mir, manchmal zu versagen und dafür auch Kritik einzustecken. Und übrigens: Ich möchte nicht, dass hier der Eindruck entsteht, dass ich über allen Dingen schwebe, keinerlei Ego-Identifikation habe und mit allem und jeder Situation immer souverän umgehe. Das ist natürlich nicht so. Ich, wie jeder andere Mensch, habe meine schlechten, unbewussten Augenblicke und Tage, wo mir Kritik auch mal nahegeht, oder mein Ego sich tierisch was auf irgendein Kompliment einbildet.

Lirum larum, ich bin ein bisschen abgeschweift, von dem, was ich eigentlich mit dir vorhatte: Dem großen „Gedankenexperiment". Wir Menschen gehen durchs Leben und dabei bekommt jeder einzelne seinen ganz individuellen Mix an Denken, das in ihm stattfindet. Mit diesem Denken manövriert er sich durchs Leben und spielt mit diesem Denken sein ganz eigenes Spiel auf dieser Welt. Der 5-jährige Jan wird von seiner Mutter geschimpft und trifft daraufhin die gedankliche Bewertung von „Ich bin nicht gut genug" und trägt diese innere Überzeugung die nächsten 50 Jahre mit sich herum. Der 5-jährige Noah wird ebenfalls von seiner Mutter geschimpft, und trifft die gedankliche Bewertung von „Frauen sind bedrohlich" und trägt diese innere Überzeugung 50 Jahre mit sich herum. Und der wiederum 5-jährige Torsten wird von seiner Mutter geschimpft und bewertet das ganze gar nicht und hat das Schimpfen schon nach fünf Minuten wieder vergessen. Drei identische Situationen, drei vollkommen unterschiedliche gedankliche Bewertungen. Wie entscheidet sich, wer welche gedankliche Bewertung trifft? Fakt ist: Wir wissen es nicht. Und die drei Jungs aus dem Beispiel wissen es noch viel weniger. Man könnte sagen, Gedanken sind zu einem großen Teil willkürlich und zufällig. Doch Fakt ist vor allem eins: Es ist jenseits unseres Kontrollbereichs. Es macht keinen Sinn, uns selbst daran zu messen. Und es macht folglich keinen Sinn, uns mit anderen zu messen. Egal wie viel besser, erfolgreicher oder charismatischer eine andere Person auch sein mag. Fakt ist: Würde man mir heute meine exakten Gedanken komplett aus meinem Kopf extrahieren und würde exakt diese Gedanken in deinen Kopf verpflanzen, dann würdest du ganz genau die gleichen Resultate haben, wie ich jetzt. Und andersherum: Würde man heute mir all deine Gedanken in meinen Kopf transferieren, würde ich exakt die gleichen Resultate kreieren wie du. Jeder Mensch spielt auf dieser Erde sein eigenes Spiel, mit seinem eigenen, individuellen Gedankenmix. Und das ist okay so. Hör auf, dich zu vergleichen. Es macht keinen Sinn. Nimm das, was du hast, und mach das Beste draus. Strebe natürlich danach, ein guter Mensch zu sein und gut mit deinem Denken umzugehen. Doch schau dabei nicht nach links und rechts und fühle dich schlecht, wenn andere Menschen in deiner Wahrnehmung besser unterwegs sind als du. Denn das wäre ein großes Missverständnis.

PERSÖNLICHE KAPITELZUSAMMENFASSUNG

… PRINZIP: MIND

…men Leser dieses Buches wird aufgefallen … bis hierhin zwei der von mir versprochenen drei … angesprochen haben. In anderen Worten: Ein Prinzip fehlt. Lass uns das nun nachholen. Was haben wir bis hierhin gelernt? Wir haben gelernt: Alles, was wir wahrnehmen und fühlen, besteht aus Gedanken. Wir erleben und fühlen nicht die Welt, wie sie ist. Wir fühlen unser Denken darüber. Doch was genau erweckt das Denken eigentlich zum Leben? Es ist Bewusstsein. Damit etwas etwas fühlen kann, muss es „bewusst sein". Und genau das sind wir Menschen. Wir sind Bewusstsein. Die menschliche Erfahrung besteht also aus Bewusstsein, welches das Prinzip „Gedanken" sieht und fühlt. Bleibt nur eine Frage offen. Und zwar die Frage nach: Woraus besteht das eigentlich alles? Woraus besteht Bewusstsein? Woraus bestehen Gedanken? Woraus besteht die Realität, in der wir leben? Lass uns das gemeinsam anschauen. An diesem Punkt wenden wir uns der spirituellen Frage unserer Existenz und der Existenz unserer Welt zu. Es ist eine Frage, die uns Menschen schon seit Anbeginn beschäftigt. Was sind wir? Wo kommen wir her? Was ist das hier eigentlich alles?

Die „3 Principles" wurden ursprünglich ins Leben gerufen von einem schottischen Mann namens Sydney Banks. Sydney, oder auch „Syd", wie er zumeist genannt wurde, war ein Schweißer aus Schottland, der an einem gewissen Punkt in seinem Leben zwei tiefgehende Erleuchtungserfahrungen hatte. Bei diesen Erleuchtungserfahrungen war ich, wie du dir vorstellen kannst, persönlich nicht dabei und ich habe diese Erfahrungen auch nicht selbst erlebt. Wenn ich dir nun davon erzähle, lass dir einfach gesagt sein, dass ich keinen Anspruch auf Vollständigkeit und absoluter Korrektheit erhebe. Lass mich dir dennoch an dieser Stelle so gut es geht von dem Entstehen der „ 3 Principles“ berichten. Sydney war nie ein Mann, der sich großartig für Themen der Psychologie, Persönlichkeitsentwicklung oder Spiritualität interessierte. Er war ein regulärer Arbeiter, der seiner Arbeit nachging und mit seiner Frau in Schottland lebte. Sydney beschrieb sich selbst immer als sehr unsicheren Charakter mit vielen Ängsten. Umso mehr Überredungskünste brauchte es seitens seiner Frau, um ihn eines Tages für ein Ehe-Seminar zu begeistern. In dem Seminar ging es grob gesagt um die Frage: Wie kann man eine bessere Ehe führen? Widerwillens ließ sich Syd darauf ein, mit seiner Frau dieses Wochenendseminar zu besuchen. Vor Ort fühle er sich jedoch schnell überfordert und ängstlich. So war er zügig danach bestrebt, das Wochenendseminar vorzeitig zu verlassen, und genau das tat er auch kund. Mitunter sprach er über seine Unsicherheit mit einem anwesenden Psychologen, der ebenfalls als Teilnehmer anwesend war. Der Psychologe meinte zu ihm an einem gewissen Punkt in dem Gespräch: „Syd, du bist doch gar nicht unsicher. Du ‚denkst‘ einfach nur, dass du unsicher bist.“ Die originalen Worte im Englischen waren: „Syd, you’re not really insecure, you just think you are!“ Und, während der Psychologe diese Worte vermutlich eher lapidar und ohne tiefgehende Intention von sich gab, so sah Syd durch diese Worte inspiriert eine sehr tiefe Wahrheit, über die wir hier im Buch auch schon gesprochen haben. Er erlangte eine wahnsinnig tiefgreifende Erkenntnis über die menschliche Erfahrung und wie sie gedankenkreierend ist. Man könnte sagen, er erlangte ein Verständnis über das Prinzip „Gedanke". Das Wissen, worüber wir bis hierhin in diesem Buch gesprochen haben, eröffnete sich ihm innerhalb kürzester Zeit. Er erkannte für sich, wie er sich seine Ängste und Unsicherheiten einfach nur mittels seines Denkens „ausdachte". Er erkannte das aber nicht nur in Bezug auf sich selbst, sondern in Bezug auf alle Menschen. Es war eine vollkommene Offenbarung. Als Syd mit seiner Frau einige Tage später wieder in deren Heimatstadt war, war seine Schwiegermutter zu Besuch. Während Syd im Wohnzimmer auf der Couch verweilte, waren seine Frau und ihre Mutter in der Küche beschäftigt. Die beiden unterhielten sich wohl angeregt über ihre Probleme, die sie hatten. Mit seiner tiefen Erkenntnis im Hintergrund lauschte Syd den Beschwerden der beiden Frauen und konnte nicht anders, als darüber zu schmunzeln. Vermutlich schlicht und ergreifend deshalb, weil er erkannte, wie ausgedacht die „Problemchen" in Wirklichkeit waren. In genau diesem Moment erlebte Syd eine zweite Erleuchtungserfahrung, die er im Nachhinein auch mit einer Nahtoderfahrung vergleicht. Was genau Syd in diesem Moment erlebte, weiß ich natürlich nicht – und selbst wenn ich es wüsste, würde es vermutlich wenig Sinn machen, darüber zu sprechen. In jedem Fall erkannte er für sich die wahre Natur des Prinzips „Bewusstsein" und auch des Prinzips „Mind", wie er es nannte. Und Mind beschreibt die Energie, aus der alles, was wir kennen und alles, was wir sind, geschaffen ist. Mind ist die große Lebensenergie, aus der wir alle bestehen und über die wir alle verbunden sind.

Im Laufe der Zeit gab es immer und immer wieder Menschen, die man als „erleuchtet“ oder „erwacht“ bezeichnete. Es waren zumeist spirituelle oder religiöse Lehrer. Modernere Vertreter unserer Zeit wären zum Beispiel der Dalai Lama, oder auch Eckhard Tolle. Diese geistigen Lehrer wiesen im Laufe der Zeit immer auf eine Sache hin: Das große Einssein. Es ist das Verständnis davon, dass alles, was wir hier auf dieser Welt haben, in Wahrheit eins ist. Genauer gesagt: Du und ich sind in Wahrheit keine zwei voneinander getrennten Wesen. Es erscheint uns anhand unserer Sinne nur so. In Wahrheit jedoch entspringen wir ein und derselben Energie.

Dieser „spirituelle Fakt“, wie Sydney Banks es nannte, findet sich auch in fast allen großen Religionen wieder. Es ist das Verständnis davon, dass alles auf dieser Welt eins ist. Nur in unserer menschlichen Illusion, die durch unsere Sinnesorgane und gedanklichen Interpretationen limitiert ist, sind wir getrennt. Doch hinter unserer Illusion sind wir verbunden und aus ein und demselben „Stoff“ gemacht. Das Prinzip „Mind“ deutet auf exakt jenen Stoff hin, aus dem wir gemacht sind. Mind ist die Energie, aus der alles besteht – wir Menschen, alle Lebewesen, all die materiellen Dinge auf dieser Welt, aber auch alle immateriellen Dinge wie unser Denken und Fühlen. In anderen Worten: Alles ist Mind. Alles besteht aus einer einzigen Energie. Diese Energie, aus der alles ist, kann man natürlich auf die unterschiedlichsten Arten und Weisen benennen. Manche nennen sie „Gott“, manche nennen sie „große Lebensenergie“, manche nennen sie „Leben“, manche nennen sie „die große Intelligenz von allem“ und wir nennen sie hier an dieser Stelle einfach „Mind“. Und Mind ist das dritte Prinzip im Bunde der drei Prinzipien:

Gedanke, Bewusstsein, Mind.

Alles, was ist, ist eine Energie. Aus dieser Energie heraus entsteht Bewusstsein. Und Bewusstsein macht eine bewusste Erfahrung des Lebens und der Realität durch Gedanken.

Von dieser Erleuchtungserfahrung an dauerte es keine paar Wochen, ehe Sydney Banks damit begann, mit seinen Erkenntnissen um die Welt zu reisen und Tausenden von Menschen zu einem erfüllteren Leben zu verhelfen. Darüber hinaus arbeitete er viel mit Psychologen und Therapeuten zusammen und sprach auf Konferenzen, um ein frisches psychologisches Paradigma in die Welt zu bringen, das die aktuelle Lehre der Psychologie stark verbessern konnte. Erst nach ein paar Jahren, als mehr und mehr Psychologen und Therapeuten auf seine Arbeit aufmerksam wurden, formten sich mit der Zeit die psychologischen Implikationen, auf denen auch die Erkenntnisse und Inhalte dieses Buches basieren. Die Formulierung der drei Prinzipien entstand auch erst einige Jahre nach Syds Erleuchtungserfahrung. Sydney Banks lebte bis zum Jahre 2006.

PERSÖNLICHE KAPITELZUSAMMENFASSUNG

Erkenntnisse gewinnen und immer mehr verstehen – so geht's

Da hast du es also. Das sind die drei Prinzipien. Die drei Prinzipien von was? Die drei Prinzipien, aus denen jede Erfahrung geschaffen ist, die du jemals gemacht hast. Unsere vollständige Realität und menschliche Erfahrung setzt sich zu 100 % zusammen aus Mind, Bewusstsein und Gedanken. Wenn du also beispielsweise in einer Gruppe von Menschen stehst, so kreiert sich die Erfahrung, die du machst aus Mind, Bewusstsein und Gedanken – und das wars. Nicht mehr, aber auch nicht weniger. Viele würden jetzt sagen: Nun ja, also so, wie ich es sehe, setzt sich meine Erfahrung in einer Gruppe von Menschen zusammen aus Mind, Bewusstsein, Gedanken und der Außenwelt, also den Menschen, die gerade bei mir sind. Nein, das ist ein Missverständnis. Die Außenwelt ist Mind. Alles, was du siehst, ist Mind. Du bist Mind. Deine Mitmenschen sind Mind. Es ist alles eins – eine grundlegende Energie, dich sich in unserer menschlichen Erfahrung als Form und Materie darstellt. Diese Form und Materie sind für uns nicht direkt fühlbar und erlebbar. Um die Form und Materie in unserer Außenwelt zu erleben, brauchen wir das Denken. Das Denken kreiert die Farben, das Denken kreiert unsere Sinneswahrnehmungen wie Geruch, Gefühl, Geschmack, das Denken kreiert die Bedeutung, das Denken kreiert den Sinn und auch alles andere, was das Leben für uns erlebbar macht. Jedes Leid, das du jemals erfahren hast, waren Gedanken. Jede schlechte Phase, durch die du gehen musstest, waren Gedanken. So ist es also, wie sich unsere menschliche Erfahrung zusammensetzt. Das zu verstehen, macht dich als Menschen ungemein frei. Es gibt dir einen vollkommen neuen, gelasseneren Umgang mit der Erfahrung, die du machst. Es gibt dir einen nie da gewesenen Umgang mit deinen Selbstzweifeln, Selbstkritiken, Selbstverurteilungen und so weiter, und so fort. Dein Leben kann leichter werden, deine Erfahrung als Mensch kann geschmeidiger vonstattengehen, ohne auf permanenten Widerstand und Gegenwehr deinerseits zu stoßen. Deine Erfahrung darf mehr sein. Dein Denken darf mehr sein. Deine Gefühle dürfen mehr sein. Du darfst mehr einfach sein. Sein, wie du bist. Und du kannst auch andere Menschen mehr sein lassen, wie sie sind. Die Funktionsweise deiner menschlichen Erfahrung immer tiefer zu verstehen, ist immer und immer wieder ein Schritt in Richtung mehr Akzeptanz, mehr Leichtigkeit und mehr Entspannung und Gelöstheit im Leben. Du kommst so mehr in den Fluss und Blockaden lösen sich ganz wie von selbst. Im Folgenden will ich dir erklären, wie dir genau das gelingt und wie du es schaffst immer tiefer zu begreifen, wie deine menschliche Erfahrung funktioniert.

Der Bewusstseinsaufzug

Es hat mich wirklich sage und schreibe 107 Seiten gebraucht, um das erste Mal ein vernünftiges Bild in diesem Buch einzubinden. Aber hier ist es: Das Bild, welches das Modell des Bewusstseinsaufzuges beschreibt. Was es mit dem Bild auf sich hat, erkläre ich dir gleich. Im Laufe unseres Tages und im Laufe der Wochen fährt unser Bewusstsein dauerhaft rauf und runter. Du kennst das sicherlich von dir selbst: In manchen Momenten des Lebens fühlst du dich einfach elend. Alles scheint kompliziert. Du siehst nur Probleme. Du bist gefangen in deinen Grübeleien und gedanklichen Verstrickungen. Das macht sich natürlich auch in deiner Gefühlswelt bemerkbar: Oft sind damit einhergehende Gefühle Angst, Stress, Verunsicherung, depressive Verstimmungen, Hoffnungslosigkeit oder Rastlosigkeit. Solche Zustände und Momente weisen auf ein „niedriges Bewusstsein" hin. Ein niedriges Bewusstsein heißt, dass wir das Leben nicht wirklich klarsehen und stattdessen stark verstrickt sind mit unserem Denken. Wir sind nicht im Moment und im Kontakt mit der eigentlichen Funktionsweise unserer Erfahrung. Wir glauben unserem Denken und all den Geschichten in unserem Kopf. Und in unseren Gedanken suchen wir nach Lösungen. Wir suchen mittels Denken nach Lösungen für Probleme, die überhaupt erst durch Denken entstanden sind. Und so drehen wir uns natürlicherweise im Kreis. Jeder kennt solche Momente oder Phasen. Und es ist auch gut möglich, dass du einen großen Teil deines Lebens aus einem immer wieder eher niedrigen Bewusstseinsniveau erlebt hast.

Doch sicherlich kennst du auch Momente, in denen du dich erstaunlich leicht fühlst. Oft ohne wirklich erkennbaren Grund. Dein Geist scheint klar zu sein, du bist entspannt und das Leben fühlt sich relativ leicht an. Viele Menschen, die nicht bewusst mit ihrer Innenwelt umgehen, halten diesen Zustand für lediglich gute Laune, nach dem Motto: „Heute bin ich aber richtig gut drauf!" Doch es steckt in Wahrheit viel mehr dahinter. Ein solcher Zustand zeugt von einem „höheren Bewusstseinsniveau". Was heißt das genau? Aus einem höheren Bewusstsein heraus verstricken wir uns viel weniger in unseren Gedanken. Wir sehen das Leben klarer. Wir sind mehr im eigentlichen Moment und weniger in unserem Kopf. Wir kreieren uns in unserem Kopf weniger Probleme. Und selbst wenn wir uns Probleme im Kopf kreieren, können wir mit diesem Denken intuitiv viel gelassener und entspannter umgehen, weil wir irgendwie einfach begreifen, dass „es so wichtig ist“. Wenn unser Bewusstsein richtig hochfährt, erlangen wir tiefgreifende Erkenntnisse darüber, wie unsere Erfahrung funktioniert und wie das Leben funktioniert. Wir beginnen, aus uns selbst heraus das Leben aus neuen, gewinnbringenden Perspektiven zu betrachten. Wir sehen unsere Erfahrung gewissermaßen mehr aus der Vogelperspektive, statt aus der eingeschränkten Ego-Perspektive. Irgendjemand, ich weiß leider nicht mehr genau wer, beschrieb den Unterschied zwischen einem niedrigen und hohen Bewusstsein mit einer dunklen Lagerhalle. Du befindest dich in dieser völlig finsteren Lagerhalle mit nichts als einer Taschenlampe. Der Strahl der Taschenlampe genügt gerade einmal, um immer nur winzige Ausschnitte der Lagerhalle für dich sichtbar zu machen. Entsprechend beklommen und unklar fühlt sich dieser Zustand an. Mit der Zeit aber lernst du es, den Strahl der Lampe immer weiter zu vergrößern und zu verstärken. Du bekommst jetzt mehr von der Lagerhalle zu sehen. Dein Bewusstsein steigt. Und ab und an springt sogar für wenige Augenblicke in dieser finsteren Lagerhalle das Deckenlicht an und der komplette, riesige Raum wird sichtbar. Das ist dann zu vergleichen mit tiefgreifenden, intensiven Erkenntnissen, die dich vollkommen neue Dinge über das Leben lehren. Später will ich dir noch von der ein oder anderen tiefgreifenden Erkenntnis aus meinem Leben erzählen, und wie sie mein damaliges Selbstwertgefühl durch kurze Momente eines sehr hohen Bewusstseins radikal transformiert haben. Und dieses hohe Bewusstsein kommt immer mit einem guten Gefühl einher. Klarheit über sich selbst und das Leben zu haben, fühlt sich gut an. Souverän mit dem eigenen Denken umgehen zu können, fühlt sich gut an. Zu erkennen, dass Leichtigkeit, innerer Frieden und Wohlbefinden jenseits unseres übermäßigen Denkens immer im Angebot sind, fühlt sich einfach gut an. Und das ist es, was ein hohes Bewusstsein ist. Das Modell des Bewusstseinsaufzuges beschreibt, wie unser Bewusstsein, beziehungsweise unser Bewusstseinsaufzug permanent auf und ab wandert. Aus dem Untergeschoss bis hoch in die hohen Stockwerke.

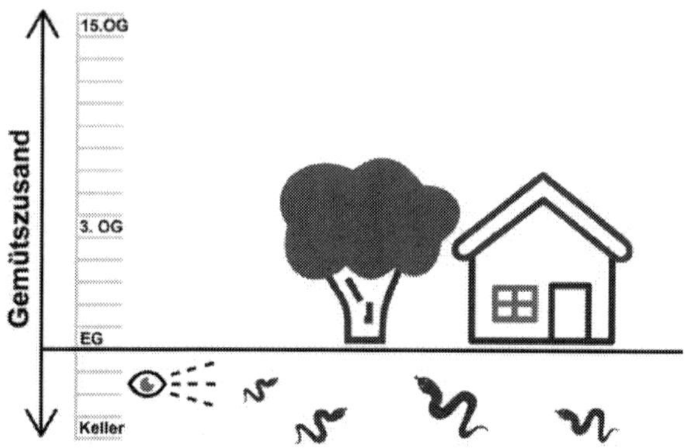

Unten im Keller des Bewusstseinsaufzuges siehst du die Schlangen. Die Schlangen symbolisieren nichts anderes als unsere typischen habituellen Gedankenmuster, die uns immer wieder in ihren Bann ziehen. Das können zum Beispiel Selbstzweifel sein. Finanzielle Sorgen. Zukunftsängste. Oder Hass und Wut auf andere Menschen oder sogar uns selbst. Es sind unsere Muster, die uns oft schon seit Jahren blockieren und Leid kreieren. Frag dich an dieser Stelle einmal selbst: Was sind bei mir selbst typische Gedankenmuster, die in mir immer wieder auftreten und mich in ihren Bann ziehen?

TYPISCHE NEGATIVE GEDANKENMUSTER VON

Herzlichen Glückwunsch. Du kennst nun einige deiner „Schlangen“. Typische Gedankenmuster, die immer wieder auftauchen, wenn dein Bewusstseinsaufzug im Keller ist. Diese Schlangen wirken immer dann bedrohlich, wenn man sie direkt vor der Nase hat. Diese Illusionen wirken dann so überzeugend, dass wir anfangen, ihnen zu glauben. Wir haben dann das Gefühl: Es gibt etwas zu lösen, ich muss etwas verändern, so kann es absolut nicht weitergehen. Was kann ich jetzt tun? Wie packe ich es an? Oder muss ich eventuell für immer damit leben?

Hier geht es darum, in genau solchen Momenten ruhig zu bleiben und den Schlangen einfach ins Gesicht zu blicken und zu erkennen: „Hey, die Schlange sieht gerade unfassbar echt aus! Ich spüre einen starken Impuls, jetzt darüber nachzugrübeln und irgendetwas mit dieser Schlange zu machen. Aber ich bleibe jetzt einfach hier sitzen und mache erst einmal gar nichts. Ich lasse die Schlange jetzt einfach da sein. Später, wenn es mir wieder gut geht und ich mich wohlfühle, kann ich immer noch aktiv werden, wenn es nötig ist!“ Wenn uns das gelingt, gehen wir einen großen Schritt weiter in unserer persönlichen Entwicklung. Wir beginnen jetzt, bewusster und souveräner mit unserem Denken und vor allem unseren typischen Angst-Mustern umzugehen. Und auf diese Weise machen wir uns perspektivisch von ihnen frei. Denn was häufig passiert, wenn unser Bewusstseinsaufzug hochfährt, ist, dass wir aus unserem hohen Bewusstseinsniveau heraus erkennen: Die Schlange ist nichts als eine kleine Illusion. Es gibt gar nichts zu lösen. Die Schlange ist nichts als Gedanken. Doch damit wir diesen frischen, bewussten Umgang mit Gedanken für uns selbst implementieren können, ist es einfach unabdingbar, dass der Bewusstseinsaufzug auch ab und an nach oben fährt und wir Erkenntnisse gewinnen.

Vor einiger Zeit arbeitete ich mit einem Mann namens Lukas zusammen. Lukas hatte starke Selbstzweifel. Er dachte, er wäre nicht gut genug und hat sich immerzu verstellt, mit der Hoffnung, dadurch bei anderen Menschen gut anzukommen. Er fühlte sich im Kern seiner selbst so fehlerhaft und ungenügend, dass er jegliche Form von Kontakt zu potenziellen Partnerinnen komplett mied und ein insgesamt sehr enges, bescheidenes Dasein führte. Im Bewerbungsformular für unser Coaching gab er an, sein Selbstwertgefühl befände sich auf einer Skala von 1 bis 10 bei einer 2. Nach unserer ersten Sitzung nahm er wertvolle Erkenntnisse für sich mit und spürte direkt, wie sein Leben einfacher wurde. Er hörte auf, sich selbst so viel zu kritisieren und sich mehr mit der Eventualität auseinanderzusetzen, dass er schon vollkommen okay und gut genug ist, und einfach nur denkt, dass es nicht so ist. Er fühlte sich einfach so wohl in seiner eigenen Haut. Und das, obwohl er noch genau der gleiche Mensch war, wie davor. Bedingt durch seinen Urlaub brauchte es vier Wochen, ehe wir uns zu unserer zweiten Session sahen. Als er auftauchte, sah er nicht gut aus. Ich fragte ihn, was los sei. Er beschrieb mir, dass er vor etwa einer Woche einfach erkannt hatte, dass er doch einfach noch nicht da ist, wo er gerne wäre. Er wäre einfach doch noch nicht die Person, die er sein wollte. Ein schönes Beispiel für den klassischen Biss von einer „Schlange“. In seinem Kopf hatte sich wieder eine alte Geschichte von früher formiert. Und diese zog ihn wieder voll in ihren Bann. Aus seinem Zustand heraus kam es ihm so vor, als müsse er jetzt wieder wahnsinnig viel unternehmen und hart an sich arbeiten: Noch mehr meditieren, noch intensiver an den alten Glaubenssätzen arbeiten, noch mehr Bücher lesen und Videos schauen, um die persönliche Entwicklung voranzutreiben – und bis das gewünschte Ziel erreicht ist – sich vor anderen Menschen verstellen, um die eigene Mangelhaftigkeit zu überspielen. Und genau das war exakt sein altes Muster. Ich fragte ihn: „Ok, du hast also erkannt, dass du gerade einfach noch nicht so weit bist, gut genug zu sein. Du hast erkannt, dass dein Status quo noch ungenügend ist. Das ist schon eine ziemlich bittere Erkenntnis. Ich meine, es muss schon ziemlich brutal sein, zu erkennen, dass alles, was man gerade ist, einfach nicht ausreichend ist für diese Welt. Wie fühlt es sich denn an, dir selbst diese Geschichte zu erzählen?" Noch bevor ich meine Frage zu Ende gestellt hatte, begann Lukas zu grinsen und vergrub sein Gesicht fast ungläubig in seinen Händen. Ganz nach dem Motto: „Oh mein Gott, ich kann nicht glauben, dass ich so sehr auf mein eigenes Denken hereingefallen bin!" Ich spürte in diesem Moment förmlich, wie sein Bewusstseinsaufzug gerade schlagartig in die Höhe geschossen war. Denn man merkt das bei Menschen. Es brauchte nicht mehr als einen kleinen Anstoß meinerseits, um Lukas aus seiner Schlangen-Geschichte herauszuholen und sein Bewusstsein signifikant zu steigern. Erleichtert antwortete er auf meine Frage: „Na ja, es ist ja klar, dass es sich furchtbar schrecklich anfühlt, sich die Geschichte ‚ich bin gerade absolut mangelhaft' zu erzählen. Warum habe ich das gemacht? Ich weiß es nicht. Aber ich spüre jetzt, dass ich genau das einfach sein lassen kann – und auch darf! Es gibt nichts zu tun. Ich bin ja jetzt schon okay. Natürlich darf ich mich weiterentwickeln. Aber einfach, weil ich Spaß daran habe, und nicht, weil ich erst gut genug werden muss."

Es waren keine zehn Minuten unseres zweiten Coachings vergangen, da war für Lukas der Knoten geplatzt. Seine „Ich bin nicht gut genug"-Schlange tauchte seitdem nur noch selten auf. Und wenn, dann nur in einer milden Form. Im Laufe des Coachings begann er, sich so frei und unbeschwert zu fühlen, dass er sich wieder auf aktive Partnersuche begab und vor allen Dingen seine Leidenschaft im Leben fand. Noch vor Beendigung des Coachings hatte er seinen alten Job gekündigt und sich selbstständig gemacht, um sein frisch entdecktes Potenzial zu verwirklichen. In unserem Abschlussgespräch fragte ich ihn, wie sich sein Selbstwertgefühl entwickelt hätte. Er sagte: Es ist jetzt bei 9 von 10. Und genau das ist die Power eines hohen Bewusstseins. Hohe Bewusstseinszustände lassen alte Glaubenssätze und immer wieder auftretende Gedanken- und Gefühlsmuster schmelzen, wie Schneemänner, wenn der Frühling kommt.

PERSÖNLICHE KAPITELZUSAMMENFASSUNG

Wie bekomme ich einen hohen Bewusstseinszustand?

Natürlich bekomme ich immer wieder die Frage gestellt: Wie funktioniert das eigentlich genau mit diesem Bewusstseinsaufzug? Wie kriege ich es hin, dass der nach oben fährt? Lass uns darüber sprechen!

Am liebsten würde ich dir hier natürlich einen einfachen 3-Schritte-Plan geben, mit dem man immer und jederzeit den Bewusstseinsaufzug in die Penthouse-Etage katapultiert. Unser Verstand wünscht sich einfach immer die pragmatischen, handfesten Lösungen. Wenn wir uns das aber real anschauen, sieht es etwas anders aus:

Die folgende Metapher stammt nicht von mir, sondern von Michael Neill, der einen sehr zutreffenden Weg gefunden hat, um zu beschreiben, wie der Erkenntnisgewinn und ein hoher Bewusstseinsaufzug funktionieren. Als ich 2014 in Südostasien unterwegs war, gab es immer wieder große Gewächshäuser für Touristen. In den Gewächshäusern befanden sich riesige Schmetterlinge, wie es sie in Europa kaum gibt. Nun, was war wohl im Jahre 2014 das Ziel aller Touristen, die in diese Schmetterlingshäuser hineingingen? Völlig klar: Das Ziel war, ein möglichst cooles Bild zu erhaschen und es danach (vermutlich) auf Instagram zu teilen. Die besten Bilder waren natürlich jene, in denen einer der großen Schmetterlinge auf einem selbst landete, zum Beispiel auf der Hand oder auf dem Kopf. Nur, wie sollte man das anstellen? Verbreitet war vor allem eine Strategie: Die Menschen lauerten den Schmetterlingen auf, pirschten sich an sie heran und streckten dann gierig ihr Hände nach ihnen aus. Die Strategie war nicht sonderlich von Erfolg gekrönt. Im Gegenteil, die meisten

Schmetterlinge suchten das Weite. Dennoch landeten aber immer wieder Schmetterlinge auf begeisterten Touristen. Und meistens waren es eben genau die Touristen, die nicht gierig hinter den Schmetterlingen her waren. Es waren jene, die einfach ins Schmetterlingshaus kamen und dort ganz entspannt residierten und sich die Schmetterlinge anschauten, ohne ihnen aufzulauern. Welchen Tipp hätte man also jemandem geben können, der auf der Suche nach Schmetterlingsselfies ist? Ganz einfach: „Tu einfach folgende zwei Dinge: Nummer 1: Geh dorthin, wo es Schmetterlinge gibt: Ins Schmetterlingshaus. Nummer 2: Genieß im Schmetterlingshaus einfach deine Zeit, beobachte ruhig und warte ab. Der Rest wird dann von ganz allein passieren." Und das ist eine fabelhafte Metapher für das Erlangen von Erkenntnissen und hohen Bewusstseinszuständen.

Was gibt es zu tun, wenn du willst, dass dein Bewusstseinsaufzug in hohe Sphären steigt? Schritt Nummer 1: Gehe ins Schmetterlingshaus. Schritt Nummer 2: Warte ganz ergebnisoffen ab. Was bedeutet das Schmetterlingshaus im übertragenen Sinne? Das Schmetterlingshaus sind Orte, wo Erkenntnisse auf dich warten. Bücher, Videos, Coachings, die neugierige Auseinandersetzung mit deinem eigenen Verständnis im Alltag.

Das beste und effektivste Schmetterlingshaus, das ich kenne, sind Coaching-Gespräche mit einem Menschen, Coach oder Mentor, der einen tendenziell höheren Bewusstseinsaufzug hat als du selbst. Diese Form von Coaching-Gesprächen färbt ab und lässt dich stets neue Dinge erkennen und Erkenntnisse gewinnen. Eine meiner tiefsten Erkenntnisse hatte ich im Zuge eines Coachings, welches ich selbst als Klient nahm. Mit meinem damaligen Coach erkundete ich in einer Session die Natur der menschlichen Erfahrung anhand meiner „problematischen" Lebenssituationen. Wir waren inhaltlich schon fast mit dem Gröbsten durch. Auf einer rationalen Ebene hatte ich alle Punkte verstanden, allerdings hatte es noch nicht wirklich „klick" bei mir gemacht. In einem Nebensatz sagte mein Coach „Gedanken sind das Bindeglied zwischen uns und der Außenwelt" und plötzlich fuhr es mir durch Mark und Bein. Ich hatte diese Formulierung zuvor schon oft gehört, doch plötzlich machte es einfach „klick" bei mir. Für einige Sekunden sah ich glasklar, dass das absolut stimmte. Ich konnte mir plötzlich 100 % sicher sein, dass das stimmte. Es war plötzlich kein Wissen mehr, das ich im Coaching „gelernt" oder in einem Buch gelesen hatte. Es war nun plötzlich Wissen, das aus mir herauskam. Es war mein Wissen. Diese Erkenntnis kam mit einem Gefühl von Staunen, absoluter mentaler Klarheit und vollständiger Präsenz. Ich war voll verwurzelt in dem Moment und im Kontakt mit der Weisheit, die aus mir herauskam. Ich erinnere mich an diesen Moment, als wäre es gestern gewesen. Denn er hat mein Leben wirklich absolut nachhaltig beeinflusst. In diesem kurzen Augenblick, in dem das Licht der Lagerhalle ansprang und ich für einen kurzen Moment die komplette Halle auf einmal zu sehen bekam, veränderte sich mein Leben zum Positiven. Denn das Wissen, was mir in diesem Moment kam, begleitet mich bis heute. Es lässt mich alle Dinge aus Perspektiven sehen, die mir vorher nicht zugänglich waren. Egal wie ernst, brenzlig oder schlecht eine Lage zu sein scheint, in der ich mich befinde, bleibt in mir immer ein Rest an Vertrauen und Gelassenheit. In diesem Moment gewann ich einen großen Teil meines Urvertrauens zurück, welches mir mein Leben lang gefehlt hatte.

Wenn unser Bewusstseinsaufzug nach oben fährt, können wir Erkenntnisse über das Leben und die menschliche Erfahrung gewinnen. Oftmals sehen wir aber auch uns selbst und unsere eigene Psyche in einem neuen, klaren Licht. Ich beschreibe unsere Psyche gerne mit dem Bild eines wilden, verworrenen, komplexen Labyrinths. Wenn wir uns in diesem Labyrinth befinden, ist es sehr leicht, sich verloren zu fühlen. Gleichzeitig ist es schwer, Klarheit und Lösungen zu finden. Lange war es unser Verständnis, dass man psychische Probleme innerhalb der Psyche, dem Labyrinth unseres Denkens, lösen muss. Im Zuge dessen analysierte man über Jahre hinweg die Psyche eines Menschen. Man explorierte vergangene Geschehnisse, die weit bis in die frühe Kindheit zurückführten. Und man versuchte, auf diese Art und Weise Probleme, wie zum Beispiel ein geringes Selbstwertgefühl, aufzulösen. Bis heute wird das praktiziert. Mit einem immerhin mittelmäßigen Erfolg. Man könnte sagen: Manchmal hilfts, manchmal nicht. Aber in jedem Fall ist es aufwendig und braucht sehr, sehr lange. Denn ein Labyrinth ist nun mal ein Labyrinth – und Labyrinthe sind rätselhaft und hochgradig komplex, wenn man sich darin befindet. Wie jedoch ist es, wenn man sich vertikal aus dem Labyrinth heraus bewegt? Wenn man nach oben schwebt und beginnt, das Labyrinth aus einer völlig neuen Perspektive zu betrachten? Plötzlich hat man Klarsicht. Plötzlich sieht man: Ach, das sind ja alles nur Hecken und Sträucher. Das ist ja alles andere als komplex. Von hier oben macht es wenig Sinn, mich mit jedem einzelnen Gang dort unten intensiv auseinanderzusetzen. Von hier oben sehe ich meine Muster und es fällt mir plötzlich leicht, gut mit diesen Mustern umzugehen.

Einen solchen Moment hatte Julian, ein junger Physiotherapeut, den ich einige Zeit begleitete. Julian war besessen davon, bei allen Menschen einen herausragenden Eindruck zu machen. Er wollte der Coolste und Entspannteste sein. Er wollte der Attraktivste und Kommunikativste sein. Und siehe da – es gelang ihm sogar recht gut. Seine Außenwirkung war fantastisch. Er machte einen starken Eindruck. Doch innerlich sah es in ihm ganz anders aus. Für jeden kleinsten Fehltritt in seiner Außendarstellung verurteilte er sich enorm. Er akzeptierte sich als Mann und Mensch nur, wenn er seinen allerhöchsten Erwartungen auch wirklich gerecht werden konnte. Er befand sich in einem ständigen Kampf mit sich selbst und seiner gesellschaftlichen „Performance". Seine Innenwelt war geprägt von Anspannung, Angst, Unsicherheit, Selbstzweifel und Druck. Das Spannende daran war: All die Dinge waren im selbst gar nicht so klar bewusst. Denn in seiner Welt war es ja wirklich einfach wichtig, gut dazustehen und eine tolle Außenwirkung zu haben. Es war die Weltsicht, die er hatte. In unserer zweiten Session platzte bei ihm jedoch der Knoten und sein Bewusstseinsaufzug fuhr plötzlich aus seinem psychischen Labyrinth empor. Ich weiß nicht mehr genau, wie wir an den Punkt kamen. Doch ich erinnere mich noch, wie Julians Gesicht plötzlich rot anlief, seine Augen feucht und glasig wurden und zugleich ganz groß wurden. Er sagte „Ach du scheiße, was habe ich mir da all die Jahre nur angetan? Wie kalt und unbarmherzig bin ich mit mir umgegangen? Das kommt mir gerade total verrückt vor!“ Er hatte diese innere Selbstgeiselung all die Jahre an sich selbst verübt, doch es war ihm nie wirklich gänzlich bewusst gewesen, was er sich da eigentlich antat. Denn er war tief in seinem Labyrinth gesteckt und es fehlte ihm die Klarsicht. Doch genau die war plötzlich da und sein jahrelanges selbstdestruktives Verhalten war für ihn plötzlich nicht mehr tragbar. Es erschien ihm absurd. Von einem Tag auf den nächsten gab er es auf und etablierte zu sich selbst eine fürsorgliche, verzeihende und herzliche Beziehung. Für diesen Schritt brauchte es keine langjährige Therapie. Es war auch nicht wichtig für ihn, herauszufinden, wo in seiner Kindheit diese Prägungen entstanden waren. Es genügte eine Erkenntnis in einem Augenblick des hohen Bewusstseins und die Veränderung, die er brauchte, war da. Das ist die Power eines hohen Bewusstseinsaufzuges. Und nun kommt das Beste an der Sache: Die Fähigkeit, mit deinem Bewusstsein zu steigen und tolle Erkenntnisse zu erlangen, ist in dir drin. Es ist eine Fähigkeit, die jedem einzelnen Menschen zu eigen ist. Das Wissen, das wir mit einem hohen Bewusstseinsaufzug erlangen, ist Wissen, das in uns steckt, ohne dass wir es wissen. Viel Wissen, das in uns steckt, ist angelerntes Wissen. Um dieses Wissen zu erlangen, mussten wir die Informationen zunächst irgendwann aufnehmen und speichern. Auf diese Weise dann blieb es uns dauerhaft zugänglich. Es gibt in uns jedoch auch eine Informationsquelle, die nicht auf vergangenen Erfahrungen oder Informationsbeschaffungen beruht. Es ist eine Quelle des Wissens, die nicht „mehr vom Alten“ ist. Es ist frisches Denken. Neues Denken. Noch nie da gewesenes Denken aus einer inneren Weisheit heraus. Aus dieser Quelle heraus gewinnen wir Erkenntnisse. Und dass es so einfach und intuitiv geschehen kann, ist wunderschön und zeigt, wie gut wir Menschen eigentlich „designed“ sind!

PERSÖNLICHE KAPITELZUSAMMENFASSUNG

Wie es funktioniert – und wie es nicht funktioniert

Ich weiß, wie wir Menschen sind. Wenn es um unsere persönliche Entwicklung geht, wünschen wir es uns am liebsten pragmatisch und einfach verständlich. Der Verstand will wissen: Was soll ich denn jetzt genau tun, um meine Fortschritte zu machen? Welche drei Handlungen soll ich ab sofort vollziehen? Diese Fragen sind nachvollziehbar, und deshalb möchte ich ein Kapitel der Frage widmen: Wie funktioniert diese innere Entwicklung, und wie funktioniert sie nicht? Vor allem Letzteres ist wahnsinnig wichtig, an dieser Stelle anzureißen, denn es existieren viele Irrglauben und Falschinformationen, die eine entspannte Entwicklung für Menschen schwierig machen und sie in ihrem niedrigen Selbstwertgefühl gefangen halten. Daher lass uns zunächst anschauen: Wie funktioniert es nicht und was gilt es, zu vermeiden?

Wie es nicht funktioniert

Solltest du jemals den Schritt gewagt haben, im Internet nach „Selbstbewusstsein stärken" oder Ähnlichem zu suchen, dann wirst du sicher auf viele verschiedene Übungen und Methoden gestoßen sein, die ich hier mit dem Überbegriff „oberflächliche Gedankenmanipulation" bündele. Oberflächliche Gedankenmanipulationsmethoden sind dafür da, dein Denken auf einer oberflächlichen Ebene in eine positive Richtung zu schieben. Diese Methoden versuchen, aus deinem negativen Welt- oder Selbstbild ein positives zu machen. Lass uns hierfür ein paar Beispiele betrachten:

Affirmationen

Affirmationen sind das beliebteste Werkzeug von „Persönlichkeitsentwicklern". Was man dabei tut, ist, man sagt sich regelmäßig positive Sätze auf, wie zum Beispiel:

- Ich bin gut genug!
- Heute wird mein Tag!
- Ich bin wertvoll!
- Ich bin liebenswert!

Die Idee dabei ist, dass diese Affirmationen dann mit der Zeit mehr und mehr das eigene Denken einfärben. Allerdings berichten viele Menschen davon, dass sie bei diesen Affirmationen das Gefühl haben, sich nur selbst zu belügen, und sie sich dann danach fast schlechter fühlen als vorher. Die wenigsten Menschen erreichen damit eine wirklich grundlegende Veränderung. Der Grund, warum Affirmationen nicht funktionieren, ist folgender: Wenn wir ein negatives Weltbild oder Selbstbild haben, bringt es nichts, diesem Selbstbild einfach ein positives Selbstbild entgegenzusetzen. Denn das negative Selbstbild entspricht ja unseren tiefliegenden Überzeugungen, während wir das positive Selbstbild hinterfragen und eher als „Wunschdenken" sehen. Hier wird in den meisten Fällen das negative Selbstbild die Gegenüberstellung mit dem positiven Selbstbild gewinnen, sodass Affirmationen zu nichts anderem verkommen als ein bisschen positivem Staub, der schnell wieder verpufft.

Sich die eigenen Stärken und Erfolge bewusst machen

Einer der ungewollt schlimmsten Tipps, die häufig propagiert werden, ist: „Mach dir eine Liste an allen Erfolgen, die du schon erreicht hast! Mach dir bewusst: Worauf bist du stolz? Was kannst du gut? Welche Stärken hast du?“

Diese sehr klassische Methode zum Stärken des Selbstwertgefühls zielt wieder darauf ab, das Selbstbild, beziehungsweise die Selbstwahrnehmung in positiveres Licht zu rücken. Was jedoch durch die Hintertüre geschieht, ist, dass du durch diese Methode anfängst, dein Selbstwertgefühl noch mehr an Leistungen, Fähigkeiten und Stärken zu knüpfen, als ohnehin schon. Dein Weltbild von „Ich bin nur gut genug, wenn...“ wird hierdurch zementiert. So gehst du durch die Welt und beginnst, zunehmend nach guten Leistungen zu streben, damit du dich gut mit dir selbst fühlen kannst. Du machst dich und deinen Wert von deinen Stärken und Leistungen abhängig. Ein Teufelskreis, der dann niemals endet, und ein Spiel, das viele Menschen bis zum Sterbebett spielen. Das Ziel soll es ja sein, mit sich in einen bedingungslosen Frieden zu kommen. Sich selbst vollständig annehmen zu können, egal welche Performance man im Außen abliefert. Das Ziel ist es, den eigenen Wert jenseits der oberflächlichen Ego-Identifikation zu erkennen und zu erleben. Sodass wir im Leben auch mal durchhängen können, auch mal Fehler machen dürfen, auch mal schlecht aussehen dürfen, auch mal unsicher und schüchtern sein dürfen, und trotzdem in einem Gefühl des inneren Friedens und der Selbstakzeptanz bleiben können. Denn genau das ist im Angebot. Nur eben nicht, wenn wir uns mit den falschen Methoden beschäftigen.

Die Komfortzone verlassen

Sehr häufig wird empfohlen, die eigene Komfortzone zu verlassen, um Ängste und Unsicherheiten zu überwinden und selbstbewusster zu werden.

- Sprich unbekannte auf der Straße an!
- Geh allein in eine Bar und lerne Menschen kennen!
- Sprich den Arbeitskollegen an, den du schon immer interessant fandest!

Das erste große Problem hieran ist, dass keine 3% aller Menschen es schaffen, diese Strategie dauerhaft aufrechtzuerhalten, da sie sehr viel Selbstdisziplin und Überwindungskraft erfordert. Darüber hinaus jedoch ist auch diese „Methode“ ein sehr wackliges Konstrukt: Wer sich selbst zu sehr in unbequeme Situationen zwingt, fühlt sich in eben jenen Situationen schnell überfordert und sammelt dann zusätzliche negative Referenzerfahrungen. Diese wiederum zementieren das alte Selbstbild von „Ich bin einfach zu schüchtern/unsicher/nicht gut genug/nicht liebenswert“ etc. Worum es vielmehr geht, ist zunehmend die illusorische Natur unserer Ängste und Unsicherheiten zu erkennen und zugleich die mentale Gesundheit kennenzulernen, die sich dahinter verbirgt, sodass wir mit einem guten Gefühl in Situationen gehen können, die früher für uns herausfordernd waren. Auf diese Weise erweitert sich deine Komfortzone wesentlich einfacher und das Ansprechen und Kennenlernen von anderen Menschen wird intuitiv leichter und spaßiger.

Auseinandersetzen mit der Kindheit

Das Auseinandersetzen mit der Kindheit war sicherlich schon für sehr, sehr viele Menschen hilfreich. Sie kann dabei helfen, mit Prägungen aus der Kindheit mehr in den Frieden zu kommen und dann auch besser damit umzugehen. Die Gefahr hierbei besteht jedoch darin, dass Menschen sich durch diese Arbeit als „unvollständig" und „kaputt" wahrnehmen. Nach dem Motto: „Durch die schlimmen Erfahrungen in meiner Kindheit wurde ich geprägt und jetzt habe ich diese Prägungen an der Backe und kann höchsten lernen, damit umzugehen." Sich selbst die Geschichte der „Unvollständigkeit" zu erzählen, ist schon in sich eine Geschichte, die mit Leid und einem gefühlt niedrigen Selbstwertgefühl verbunden ist. Für viele Menschen bedeutet das noch mehr Leid, als sie ohnehin schon hatten. Darüber hinaus holt die Auseinandersetzung mit der Kindheit zwangsweise unsere Vergangenheit psychisch betrachtet wieder mehr in unsere erlebte Gegenwart. Die Vergangenheit wird von den Personen dann als „näher" und „realer" wahrgenommen. Nun, in Wahrheit ist die Vergangenheit kein bisschen real und auch nicht „nah an einem dran". Die Vergangenheit ist lediglich ein Konzept des Verstandes, das nur aus 100 % Gedanken bestehen kann. In anderen Worten: Wir können die Vergangenheit nur dadurch am Leben erhalten, indem wir über sie nachdenken. Die Vergangenheit – und auch eine als schlimm wahrgenommene Vergangenheit – kann man auch hinter sich lassen, ohne sie zunächst realer und größer zu machen. Nämlich dann, wenn wir als Mensch mehr im Moment ankommen und in den Kontakt mit unserer vollständigen mentalen Gesundheit kommen. Eine mentale Gesundheit, die nicht zuvor erst Heilung braucht, oder es bedarf, erst Geschehnisse aus der Vergangenheit erneut zu durchleben. Eine mentale Gesundheit, die bedingungslos unsere Natur ist und jederzeit in uns ist.

Meditation & Achtsamkeit

Bitte nicht falsch verstehen: An Meditation und Achtsamkeit ist grundsätzlich absolut nichts verkehrt und ich halte jeden meiner Klienten ausdrücklich dazu an, regelmäßig zu meditieren und achtsam durch das Leben zu gehen. Worauf ich an dieser Stelle nur hinweisen möchte, ist, dass Meditation und Achtsamkeit allein nicht der heilige Gral auf dem Weg zu einem starken Selbstwertgefühl sind. Es ist eine Sache, durch Meditation einen besseren Umgang mit unserem Denken zu gewinnen und uns von unserem Denken darüber hinaus auch zu dissoziieren. Doch was bringt mir das, wenn ich mir mein eigenes Denken glaube? Was bringt es mir, mein Denken besser beobachten zu können, wenn ich mir mein Gedankenmuster von beispielsweise „Ich bin kaputt und unvollständig" selbst voll und ganz abkaufe? Meditation ist ein tolles Tool, doch es braucht zusätzlich auch Erkenntnisgewinne für eine echte Transformation.

Wie es funktioniert und was du jetzt tun kannst

Stell dir für einen Moment vor, ich schicke dich auf eine Abenteuerreise. Vor deiner Reise biete ich dir zwei Laptops an, von denen du dich für einen entscheiden musst. Einer der Laptops hat eine gigantisch große Festplatte, die prall gefüllt ist mit vielen Informationen, die dir auf deiner Reise behilflich sein könnten. Der andere Laptop hat zwar nur eine kleine Festplatte, dafür aber einen überall verfügbaren Internetanschluss, mit dem du Zugriff auf das Wissen des World Wide Web hast. Für welchen Laptop würdest du dich entscheiden? Sehr wahrscheinlich für den Zweiten, nehme ich an. Ein bisschen so ist es auch mit persönlicher Entwicklung zu einem starken Selbstwertgefühl und Selbstbewusstsein. Wir haben einerseits die Möglichkeit, einfach mit den Informationen zu arbeiten, die wir in unserem Verstand gespeichert haben. Innerhalb des Weltbildes zu agieren, das wir uns bereits angeeignet haben und das uns an den Punkt gebracht hat, an dem wir jetzt sind. Alternativ aber können wir jenseits dieses Weltbildes schauen und unsere innere Quelle für frisches, nie da gewesenes Denken anzapfen – unsere innere Weisheit, die wirklich transformativ sein kann.

Bis zu diesem Zeitpunkt hast du in diesem Buch wahnsinnig viel frischen Input bekommen, den du wahrscheinlich in dieser Form so noch nie gehört hast. Ich bin mir fast sicher, dass du von den neuen Impulsen und dem frischen Paradigma des persönlichen Wachstums sehr angetan und abgeholt bist. Nun ist die Frage, wie du von nun an für dich weiter machst und das frische Wissen und die für dich gesammelten Erkenntnisse in deinen Alltag implementierst. Jetzt geht es um Phase 2: Die Zeit nach dem Lesen dieses Buches. Denn das ist schließlich die Phase, wo sich wirklich „die Spreu vom Weizen" trennt. Oftmals verlaufen sich Erkenntnisse und Impulse, die man in einem Buch bekommt, mit der Zeit. Während des Lesens fühlt man sich inspiriert, doch nach dem Lesen kehrt der Alltag zurück und das alte Denken übernimmt wieder den gesamten mentalen Raum. Und so findet natürlich keine nachhaltige Veränderung statt. Ich bin mir sicher, du hast das schon einmal selbst so erlebt. Ich möchte unbedingt verhindern, dass dieses Szenario im Zusammenhang mit diesem Buch eintritt. Ich wünsche mir für dich, dass du mit dieser Reise weitermachst, bis du vollständig da ankommst, wo du wirklich hinwillst.

Daher will ich an dieser Stelle gemeinsam mit dir erarbeiten, was nun für dich zu tun ist, damit du diese Reise weitergehst, die du mit dem Lesen dieses Buches begonnen hast. Wie kannst du das anstellen? Lass mich damit beginnen, dir zunächst in Form einer knackigen Zusammenfassung einen groben Orientierungsrahmen für deine nächsten Wochen zu geben:

Deine persönliche Weisheit und dein Potenzial für Erkenntnisse entfalten sich im Moment. Sie entfalten sich nicht beim Grübeln über dies und das, vergangene Geschehnisse oder die Zukunft. Schaue für dich perspektivisch in die Richtung eines ruhigen Kopfes. Wenn dein Verstand etwas herunterfährt und du raus aus dem Kopf mehr in den eigentlichen Moment kommst, wirst du merken, wie das Leben ganz von allein schöner und intensiver wird. Außerdem wirst du merken, dass dein Selbstwertgefühl ohne weiteres Zutun viel besser werden wird. Denn, wo kein negatives Denken über sich selbst ist, da ist auch kein negatives Gefühl für sich selbst. Ein großer Schlüssel besteht wirklich darin, mehr und mehr zu begreifen, wo sich der eigene Bewusstseinsaufzug gerade befindet. Kann ich meinem Denken gerade vertrauen? Oder bin ich gerade im Untergeschoss bei den Schlangen unterwegs? Und dann geht es natürlich darum, neue Erkenntnisse zu sammeln und viele Zustände eines hohen Bewusstseins zu haben. Denk hierbei an das Schmetterlingshaus! Um Erkenntnisse zu sammeln, braucht es zwei Dinge: Du musst einerseits ins Schmetterlingshaus. Und dann geht es nur noch darum, neugierig und ruhig mit dem zu sein, was da auf dich wartet. Also, ganz, ganz wichtig: Komm regelmäßig ins Schmetterlingshaus, um diese Reise wirklich weiterzugehen. Hier kommen einige Impulse für dich, wie du das tun kannst:

Trag dich für meine kostenlosen Selbstwert-E-Mails ein

Das sollte ohne jeden Zweifel dein erster und wichtigster Schritt sein. In den Selbstwert-E-Mails schicke ich dir anfangs täglich, später einmal die Woche kurze, knackige, 2-minütige E-Mails für dich zur Inspiration und deine tägliche kleine Dosis „Schmetterlingshaus". Oftmals schicke ich hier auch kleine Videos raus, in denen ich Erkenntnisse teile. Es ist das beste Tool, um ganz einfach am Ball zu bleiben und mittels meiner E-Mails immer wieder erinnert zu werden. Trag dich jetzt hier für meine kostenlosen Selbstwert-E-Mails ein:

www.selfworth-academy.de/selbstwert-emails

Bewirb dich auf ein kostenloses Wachstumsgespräch

Das hier will ich dir wirklich zutiefst ans Herz legen, wohlwissend, dass es dich womöglich einiges an Überwindung kosten dürfte, dich dafür einzutragen. Ich biete kostenlose Wachstumsgespräche an, damit Menschen eine Vorstellung davon bekommen können, wie wahnsinnig wirkungsvoll und transformativ ein Coaching sein kann und wie es sich anfühlt, wenn der Bewusstseinsaufzug richtig weit nach oben fährt. Den Teilnehmern des kostenlosen Wachstumsgespräches biete ich auch die Teilnahme an meinem Coaching Programm an. Das Wachstumsgespräch ist außerdem so wertvoll, weil es das hier Erfahrene in einem ganz anderen Maße zu lebendigem Wissen macht. Wenn wir mit anderen Menschen über etwas sprechen, wird das Wissen für uns „gefühlter" und „intrinsischer". Die Wachstumsgespräche werden von mir und von meinen Coaches in meinem Coaching Team geführt. Ich kann leider nicht mehr alle selbst durchführen, so wie das früher der Fall war. Sei jedoch versichert, dass alle Coaches sehr feine und emphatische Menschen sind, die alle selbst schon ihre eigene teils steinige Reise zu einem starken Selbstwertgefühl hinter sich haben. Mach dir am besten direkt hier einen Termin für ein kostenloses Wachstumsgespräch bei uns:

www.selfworth-academy.de/coaching

Was du außerdem noch tun kannst

Wenn du dich weder für ein kostenloses Wachstumsgespräch noch für meine Selbstwert-E-Mails eintragen willst, will ich dir an dieser Stelle einige Inputs liefern, wie du auch ganz für dich allein weitermachen kannst.

1. Setze dich mit deinen Zusammenfassungen auseinander.

Im Laufe des Buches hast du immer wieder kleine Zusammenfassungen geschrieben. Lies dir diese noch einmal durch und schreibe dir deine wichtigsten Erkenntnisse heraus. Stelle sicher, dass du dir diese Erkenntnisse immer wieder durchliest oder ihnen Raum in deinem Denken schenkst. Auch das wird dir dabei helfen, dein Verständnis und deine Erkenntnisse über die Zeit zu vertiefen.

2. Lies dieses Buch mehrmals.

Wir lesen ein Buch beim zweiten Mal niemals gleich. Es fallen uns neue Dinge auf. Wir erhalten andere Erkenntnisse. Es kommt ständig das Gefühl auf von: „Stand das beim ersten Lesen wirklich auch schon da?“ Das frische Denken, das in uns durch das Lesen eines Buches entsteht, variiert ebenfalls von Mal zu Mal. Es ist daher wirklich sehr effektiv, zu diesem Buch immer wieder zurückzukehren und zu schauen, was es mit einem macht.

Typische Blockaden, die nachhaltige Entwicklung verhindern

Im Laufe meiner Zeit als Coach habe ich schon so viele Menschen gesehen, die ihr eigenes Selbstwertgefühl und Selbstbewusstsein wirklich toll transformieren konnten und habe zugleich auch gesehen, welche inneren Blockaden sie im Zuge dessen überwinden mussten. Diese inneren Blockaden will ich nun mit dir teilen. Es wird vielleicht nicht jede auf dich zutreffen, doch es ist wichtig, dass du jene liest, die bei dir ins Schwarze treffen.

Ich schaffe das nicht / Ich kriege das nicht hin / Bei mir hat noch nie etwas langfristig funktioniert.

Kommt dir hier die ein oder andere Aussage bekommt vor? Nun, ich weiß aus Erfahrung, dass viele Menschen genau das über sich denken. Denn viele Menschen fangen im Laufe ihres Lebens immer wieder Dinge an, ziehen diese aber nie langfristig durch. Es ist auch nicht verwunderlich. Denn die meisten „Ansätze" für eine innere Entwicklung beruhen auf einer gewissen Form von Disziplin und der Fähigkeit, immer und immer wieder die Komfortzone zu verlassen. Und wenn dann obendrauf noch die Resultate mager ausfallen, ist es völlig normal, dass Menschen früher oder später die Flinte ins Korn werfen. Wisse Folgendes: Mit dem Ansatz, der in diesem Buch beschrieben ist, wirst du das, was du dir vornimmst, schaffen! Denn dieser Weg hier erfordert kaum Disziplin. Er ist auch nicht schwer und schmerzbehaftet. Dieser Weg macht Spaß und liefert – wie du hoffentlich schon erfahren hast – ab der ersten Minute Erkenntnisse und Fortschritte. Wenn du bisher immer wieder etwas angefangen hast, aber am Ende nie wirklich durchgezogen hast, dann wisse, dass dir genau das mit diesem Weg hier sehr wahrscheinlich nicht passieren wird. Ich glaube fest daran, wenn ich sage: Der Moment, indem du dieses Buch hier in die Hand genommen hast, war ein Moment, der eine signifikante Zeitenwende in deinem Leben markiert hat. Früher oder später wirst du auf dein Leben zurückschauen, und es vermutlich genauso empfinden.

Ich bin es nicht wert, diese Veränderung zu durchlaufen.

Die obige Aussage ist eine Aussage, die die wenigsten so bewusst treffen würden. Allerdings fühlt es sich für viele genauso an. Falls das auf dich zutrifft, so wisse eins: Du hast ein glückliches und erfülltes Leben verdient. Aber so was von. Genau wie jeder andere Mensch auch. Und nichts hindert dich daran, mit dem besten Gefühl richtig dick nach den saftigen Früchten des Lebens zu greifen! Do it now!

Ich traue mich nicht, mit anderen darüber zu reden / Mit anderen zu reden bringt nichts.

Ich will dich an dieser Stelle stark dazu ermutigen, das hier Gelernte in die „echte Welt“ mitzunehmen, und mit anderen darüber zu sprechen. Ich selbst habe meine persönliche Entwicklung viel zu lange im Stillen und nur in meinem Kopf betrieben. Ich nenne das heute die „Stilles-Kämmerchen-Persönlichkeitsentwicklung“. Es ist das weitverbreitete Phänomen, dass Menschen ihre Probleme nur mit sich selbst ausmachen und ihre Entwicklung auch heimlich für sich betreiben, statt im lebhaften und intensiven Kontakt mit anderen Menschen. Ich bin damit nie wirklich weit gekommen. Und viele Klienten, die zu mir kommen, haben diese Strategie ebenfalls nie als wirklich fruchtbar erlebt. Daher: Gib dir einen fetten Ruck und geh wirklich raus mit deinen Gedanken, Themen und Erkenntnissen. Menschlicher Kontakt, sei das in Form eines Coaching-Gespräches oder auch einfach einer Person, mit der man über solche Themen sprechen kann, ist nicht weniger als ein absoluter Gamechanger, der deine Entwicklung auf ein vollkommen neues Level heben kann.

Mein Umfeld / Meine Situation ist schuld an meiner Lebensqualität.

Ich bin mir eigentlich fast sicher, dass du nach den Zeilen dieses Buches diese innere Überzeugung kaum mehr haben kannst. Falls doch, dann lass mich dir an dieser Stelle noch einmal ins Bewusstsein rufen: Die Erfahrung, die du gerade machst, entsteht zu 100 % aus dir heraus. Es ist nicht dein Umfeld und die Situation, die dir ein Gefühl einimpft und von außen auf dich einwirkt. Du fühlst ausschließlich dein eigenes Denken. In dieser Erkenntnis liegt viel Freiheit. Denn das bedeutet zugleich, dass du die Macht in dir drin hast, eine bessere Erfahrung vom Leben zu machen und positive Veränderung zu erreichen, selbst wenn dein Umfeld und deine Situation so ist und bleibt, wie es aktuell der Fall ist! Deshalb: Mach dich auf die Reise!

Du hast nur dieses eine Leben.

Es muss wohl eine meiner ersten wirklich tiefgreifenden Erkenntnisse in meinem Leben gewesen sein. Ich werde es nie vergessen. Ich lag damals in meinem kleinen Zimmer in München und las mein allererstes wirkliches „Persönlichkeitsentwicklungsbuch“. Und plötzlich las ich dort Zeilen, die mich fast wie ein Hammer trafen: Du hast nur dieses eine Leben. Wer weiß, was danach sein wird. Fakt ist: Wir wissen es nicht. Was wir wissen, ist, dass die Zeit, die du hier und jetzt hast, sehr limitiert ist und wir nicht wissen, ob das noch einmal kommt. Deshalb ist es doch absoluter Wahnsinn, aus dem eigenen Leben nicht das absolut maximale Maß an Erfüllung rauszuholen! Es ist doch Wahnsinn, im eigenen Mittelmaß vor sich hin zu dümpeln und das Leben als „so lala“ zu erleben. Es ist so wahnsinnig viel mehr im Angebot. Es ist so viel mehr Erfüllung und Tiefe im Angebot. Und eines Tages wirst du es bereuen, wenn du dieses Angebot zu einem Großteil hast verstreichen lassen! Daher: Gib dieser Reise hier Raum in deinem Leben! Mache es zu einer gewissen Priorität in deinem Leben, anstatt es nur im Hintergrund vor sich hin dümpeln zu lassen!

EPILOG

Mit welchen Worten beendet man ein Buch, in das man sein gesamtes Herzblut gesteckt hat? Die Zeilen, die ich hier schreibe, sind nicht nur die letzten Zeilen dieses Buches, sondern auch die letzten Zeilen, die ich im Schreibprozess dieses Buches zu Blatte bringe. Nun könnte ich versuchen, die wichtigsten Kernaussagen der vorangegangenen Seiten noch einmal aufzusummieren. Ich könnte versuchen, dir noch einmal die für mich wichtigsten Punkte niederzuschreiben. Im Moment jedoch verspüre ich nichts als tiefe Dankbarkeit, am Ende eines langen Prozesses angekommen zu sein. Und ich verspüre Dankbarkeit, dass du, lieber Leser oder liebe Leserin, gerade diese Zeilen liest und somit auch am Ende dieses Buches angekommen bist.

Ich möchte dir für die Aufmerksamkeit danken, die du mir durch das Lesen dieses Buches geschenkt hast. Das Thema des inneren Wachstums, der Entwicklung des Selbstwertgefühls und dem Erreichen eines erfüllten Lebens begleitet mich nun schon seit vielen, vielen Jahren. Es ist mein absolutes Lebensthema und ich habe mich schon sehr früh dazu entschlossen, mich diesem Thema voll und ganz zu verschreiben. Es ist für mich persönlich der Sinn des Lebens, Erfüllung zu finden. Es gibt nichts Tieferes, als ein lebendiges, frohes, liebendes und erfüllendes Leben zu führen, und ich bin der absoluten Überzeugung, dass man von hier aus völlig automatisch gute Dinge für die Welt tut und das eigene Potenzial zugunsten unserer Welt entfaltet. Ich habe dir mit diesem Buch mein Herz ausgeschüttet und alles dafür getan, dass beim Lesen für dich eine transformierende, einflussreiche Erfahrung entsteht. Ich wünsche mir aus tiefsten Herzen, dass dieses Buch viele positive Veränderungen für dich bewirkt hat und bewirken wird. Ich wünsche mir aus tiefstem Herzen, dass diese Reise für dich weitergeht. Denn was bei dir landet, das kannst du auch wiederum weitergeben. Deine Erkenntnisse können zu einem absoluten Goldschatz für dein Umfeld werden. Und da geht es gar nicht einmal darum, dass du deine Erkenntnisse auf besondere Art und Weise vermitteln oder lehren musst. Das, was du für dich als wahr erkennst, das strahlst du ohnehin einfach aus und andere können davon zehren. Wie oft habe ich es erlebt, dass Klienten zu mir kamen und meinten: „Ich werde auf einmal ständig gefragt, wie ich plötzlich so entspannt und gelöst geworden bin, oder ich bekomme andauernd Komplimente und positives Feedback von anderen Menschen." Die Entwicklung, die du für dich machst, die strahlst du aus und teilst es somit automatisch mit anderen Menschen.

Mein tiefster Wunsch ist es, mit dem Potenzial, das in mir steckt, einen möglichst großen Mehrwert zu liefern, der diesen Ort zu einem besseren Ort macht! Und wo könnte man da besser ansetzen als in den Menschen, die ihn bevölkern!

In diesem Sinne:

Genieße dich selbst und das Geschenk des Lebens, das durch dich fließt!
Von Herzen Danke und hoffentlich bis bald,
dein Gavin

Mit Gavin diese Reise weitergehen:

Die kostenlosen Selbstwert-E-Mails:
www.selfworth-academy.de/selbstwert-emails

Ein kostenloses Coaching Gespräch mit Gavin oder einem Coach aus seinem Team:
www.selfworth-academy.de/coaching

Direkter Kontakt zu Gavin:
E-Mail: gavin@selfworth-academy.de

Printed in Germany
by Amazon Distribution
GmbH, Leipzig

29407645R00096